Dominique de Vorges

Le b.a.-ba du maquillage

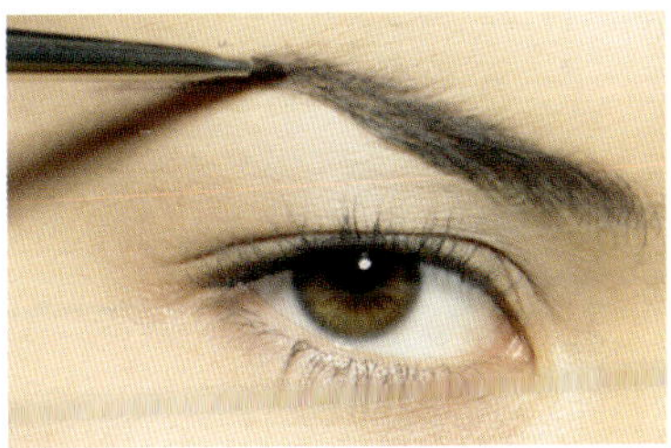
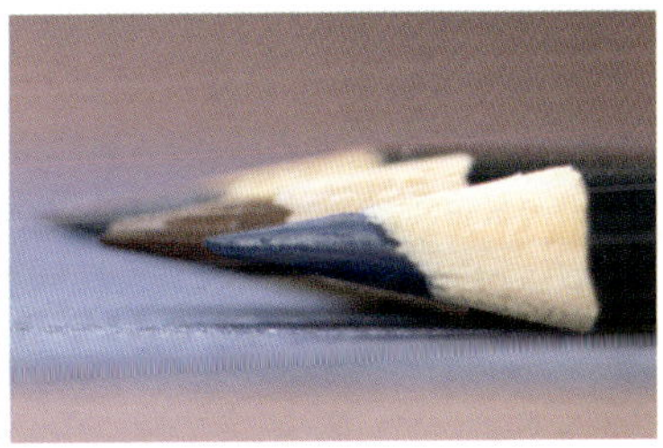
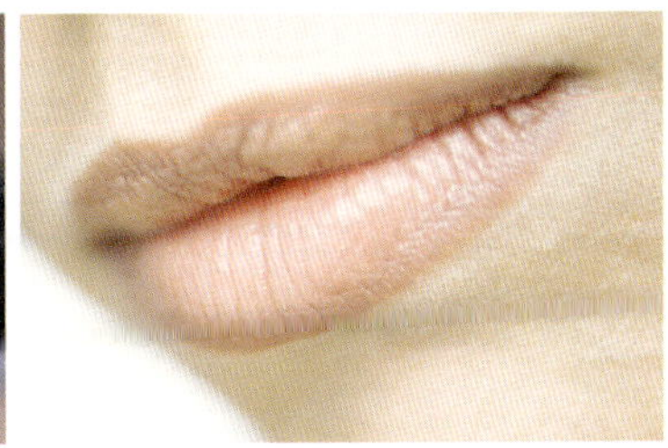

SOLAR EDITIONS

Je dédie ce livre à Éric et Charlotte,
avec toute ma tendresse, ainsi qu'à toutes
les femmes et les jeunes filles.

Si vous souhaitez recevoir notre catalogue
et être tenu au courant de nos publications,
envoyez-nous vos noms et adresse, en citant ce livre et
en précisant les domaines qui vous intéressent.

Éditions SOLAR
12, avenue d'Italie 75013 Paris
Internet : www.solar.fr

ISBN : 978-2-263-05407-5
Code éditeur : S05407
Dépôt légal : mars 2011
Imprimé en France par I.M.E

Introduction

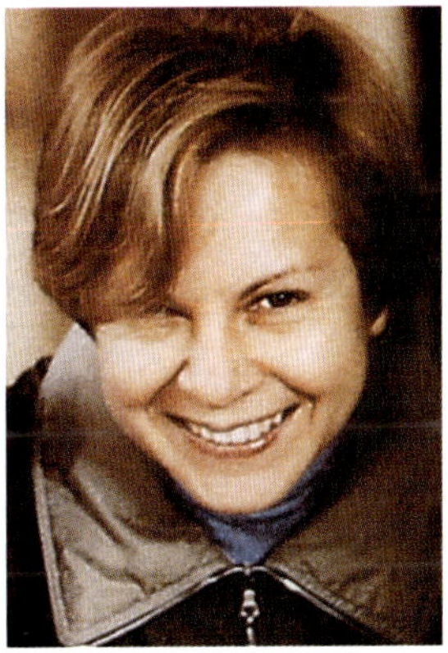

Après des études aux Beaux-Arts et un diplôme d'esthéticienne, le hasard de la vie m'a fait rencontrer le grand maquilleur Agop Arakélian, créateur du maquillage de la bête interprétée par Jean Marais dans le merveilleux film de Jean Cocteau, *La Belle et la Bête*. En travaillant avec lui, j'ai découvert ma passion, celle qui n'a pas cessé de m'animer depuis : le maquillage !

Durant une vingtaine d'années, j'ai vécu et travaillé au côté de stars internationales du cinéma. Selon les exigences des scénarios, j'ai dû imaginer, créer et réaliser pour elles des maquillages très variés, qu'il s'agisse de les embellir ou de les enlaidir, de les rajeunir ou de les vieillir, d'y inscrire des blessures ou de créer des effets spéciaux...

En ce qui concerne les mises en beauté, j'ai toujours pris soin de créer pour les comédiennes un maquillage personnalisé, en partant du principe que, puisque chaque femme est différente, son maquillage doit être différent. C'est ce qui m'a permis de mettre au point ma technique personnelle d'embellissement, grâce à laquelle la beauté naturelle de toutes les femmes est sublimée en douceur et avec subtilité. Pour moi, le meilleur compliment que l'on puisse faire à une femme, c'est de lui dire qu'elle a une bonne mine et un teint superbe.

Tout en poursuivant ma carrière de maquilleuse de stars, je me suis intéressée à l'enseignement, et pendant des années, j'ai formé de nombreux maquilleurs qui, à leur tour, maquillent comédiens et célébrités. Aujourd'hui je mets mon savoir-faire à la disposition de toutes les femmes qui viennent me consulter : je les aide à élaborer un maquillage personnalisé, qui tienne compte de leur personnalité et de leur mode de vie. Lors de ces rendez-vous, je me suis aperçue que la plupart des femmes et des jeunes filles ignorent presque tout des techniques de base du maquillage, du choix des produits, des couleurs qui leur conviennent et de la meilleure façon de les poser.

Cet ouvrage vise justement à exposer aux femmes les secrets des bases du maquillage. Que vous soyez néophyte ou déjà experte, il vous aidera à composer votre maquillage au gré de vos envies et de votre disponibilité. Vous y apprendrez à vous maquiller, certes plus ou moins simplement, mais sans jamais renoncer à avoir un visage net, épanoui et respirant la santé, de façon que vous vous sentiez belle et séduisante tous les jours.

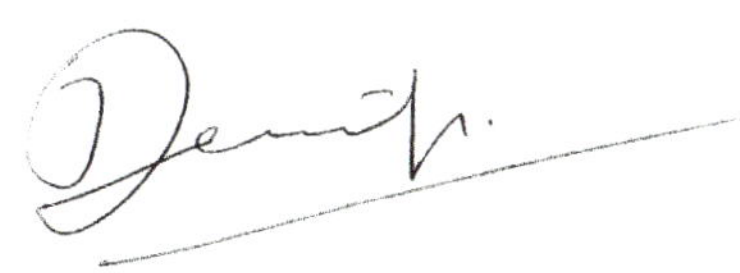

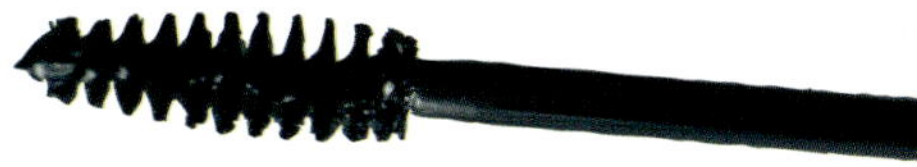

SOMMAIRE

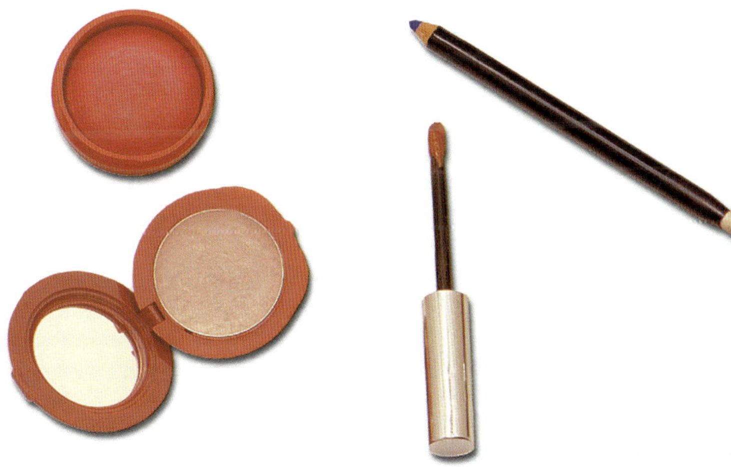

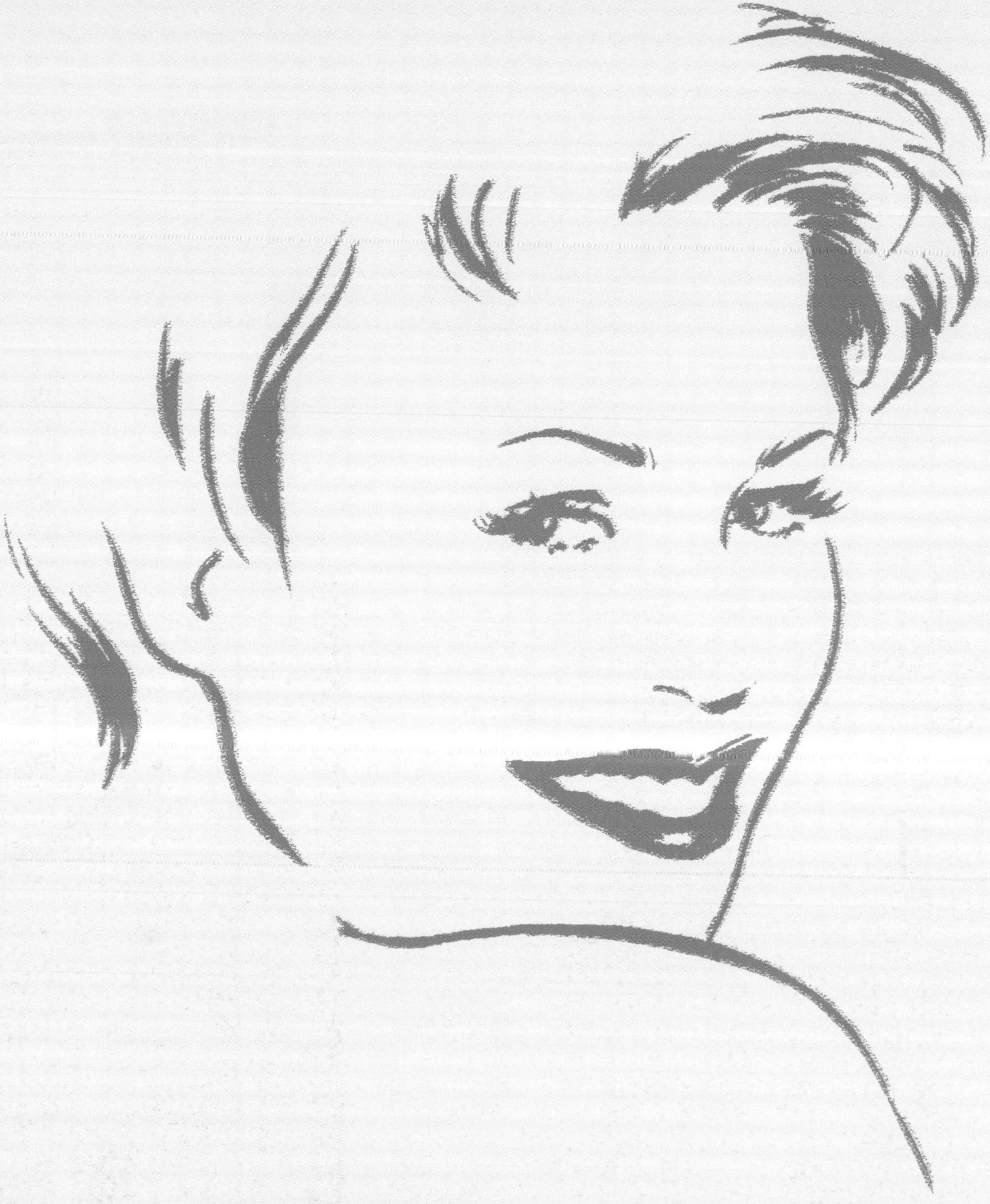

1 SE MAQUILLER : POURQUOI, COMMENT ?

Le désir de se maquiller

Le désir de se maquiller est vécu par chacune d'entre nous de plusieurs façons : il y a celle qui veut juste se donner bonne mine, agrandir son regard sans que cela se remarque, celle qui veut se composer de temps en temps un look très différent de celui qu'elle a habituellement, sans pour cela tomber dans l'extravagance, celle qui a envie de s'amuser à se métamorphoser autant de fois qu'elle change de vêtement, celle qui, certains jours, ressent le besoin de se cacher derrière son maquillage pour se protéger du monde extérieur, et celle qui se trouve plus belle avec un maquillage éblouissant et sophistiqué. Le désir reste néanmoins le même, celui d'être plus belle pour soi et pour les autres.

SE DONNER BONNE MINE, AGRANDIR SON REGARD

Mon avis : pour se donner bonne mine, il est impératif d'unifier son teint avec un soupçon de fond de teint ou de poudre compacte avant de poser le fard à joues. Agrandir ses yeux avec un peu de fard à paupières de couleur douce et naturelle et colorer légèrement ses lèvres avec un rouge transparent contribuent également à la bonne mine.

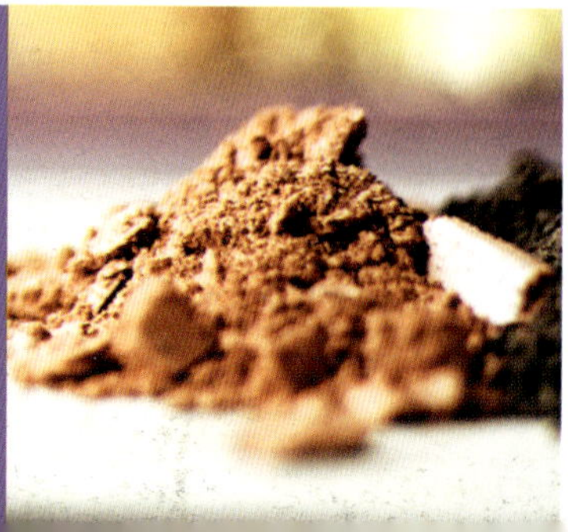

Ce que cela apporte : le fait de se sentir plus sûre de soi rassure. On se sent plus belle, plus attirante que d'habitude, et de ce fait, on va plus facilement vers les autres ; notre sourire devient plus spontané.

AVOIR UN LOOK DIFFÉRENT

Mon avis : c'est très facile. Si vous vous maquillez d'habitude très légèrement, avec des couleurs pastel sur les paupières, les pommettes et les lèvres, il suffit de changer radicalement les couleurs, d'en employer de plus vives et de modifier la façon de les poser.
Appliquez le fard à joues plus haut sur les pommettes et remontez-le éventuellement un peu sur les tempes ; étirez le fard à paupières vers l'extérieur des yeux pour bien ouvrir le regard ; n'hésitez pas à souligner le contour des yeux avec un crayon ; mettez plus de mascara sur les cils extérieurs pour agrandir le regard et vous donner ainsi des yeux de biche ; redessinez le contour de vos lèvres avec un crayon à lèvres ; ne posez pas de rouge traditionnel, mais un gloss brillant.
N'oubliez pas de modifier votre coiffure, cela fait partie du changement de look.
Le maquillage ne peut transformer complètement l'aspect d'un visage que s'il est aidé par un changement de coiffure. Si, par exemple, vos cheveux sont mi-longs et coupés au carré, pourquoi n'essayez-vous pas de les rabattre derrière les oreilles pour dégager votre visage ?
Ce que cela apporte : en se surprenant, on surprend et on amuse les autres, qui vous regardent d'un autre œil. On ose, donc on s'affirme. Notre regard est plus aiguisé, et notre démarche plus féminine.

S'AMUSER À SE MÉTAMORPHOSER

« Je travaille en tant que représentante en pharmacie, raconte Daniela, 38 ans, et je suis toujours coiffée (chignon banane), maquillée (un peu de blush marron, un peu de fard marron sur les paupières, un trait de crayon marron posé au ras des cils, du mascara marron, une touche de gloss marron rosé sur les lèvres) et habillée de la même façon (tailleur veste et pantalon, chaussures à talons classiques). J'arbore un look plutôt strict et un peu triste, et j'aimerais bien arriver à changer, surtout en ce qui concerne mon maquillage, mais je n'ose pas. J'ai peur de choquer. Pourtant j'aimerais bien... »

Mon avis : avant de changer de maquillage, il faut commencer par modifier le comportement vestimentaire, qui doit être moins strict et plus varié. Il est vrai que, vêtue un peu strictement, on se tient plus droite, on adopte une attitude plus retenue, on a même des gestes plus raides, plus empruntés ; le vocabulaire et le son de la voix sont plus retenus qu'avec une tenue décontractée. Le métier de représentante n'impose pas de rigueur vestimentaire, mais surtout de la netteté ; il est donc possible de se présenter en robe ou avec un ensemble pantalon agrémenté d'un joli chemisier, le tout souligné par une petite chaîne autour du cou et, pourquoi pas, des boucles d'oreille très fines et sobres, et d'être tout aussi crédible.

Ce que cela apporte : si Daniela s'habille de façon moins stricte, son côté féminin sera subtilement mis en valeur, les clients l'accueilleront avec un plus large sourire, et les relations s'en trouveront facilitées.

SE PROTÉGER DU MONDE EXTÉRIEUR

C'est une sorte de « thérapie colorée » que nous ressentons toutes un jour ou l'autre ; on se compose un masque joyeux (bonne

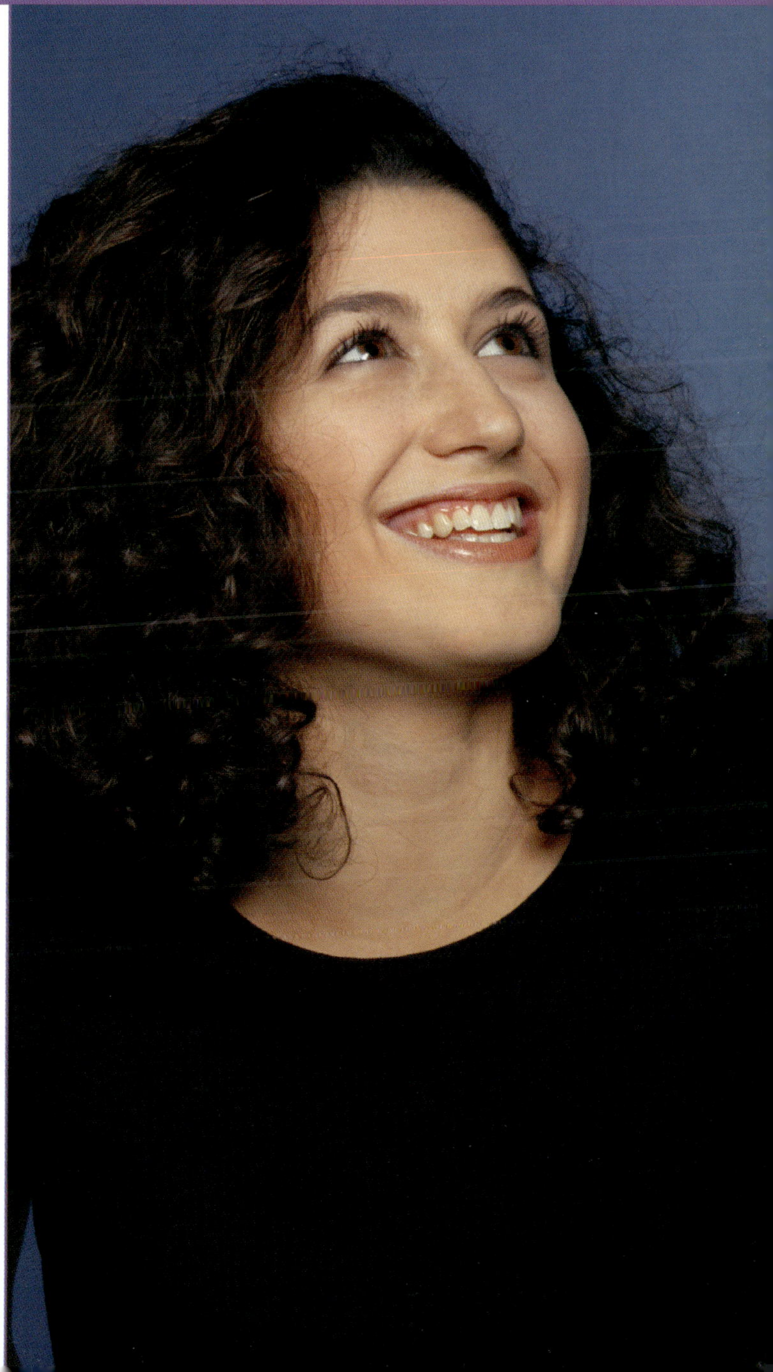

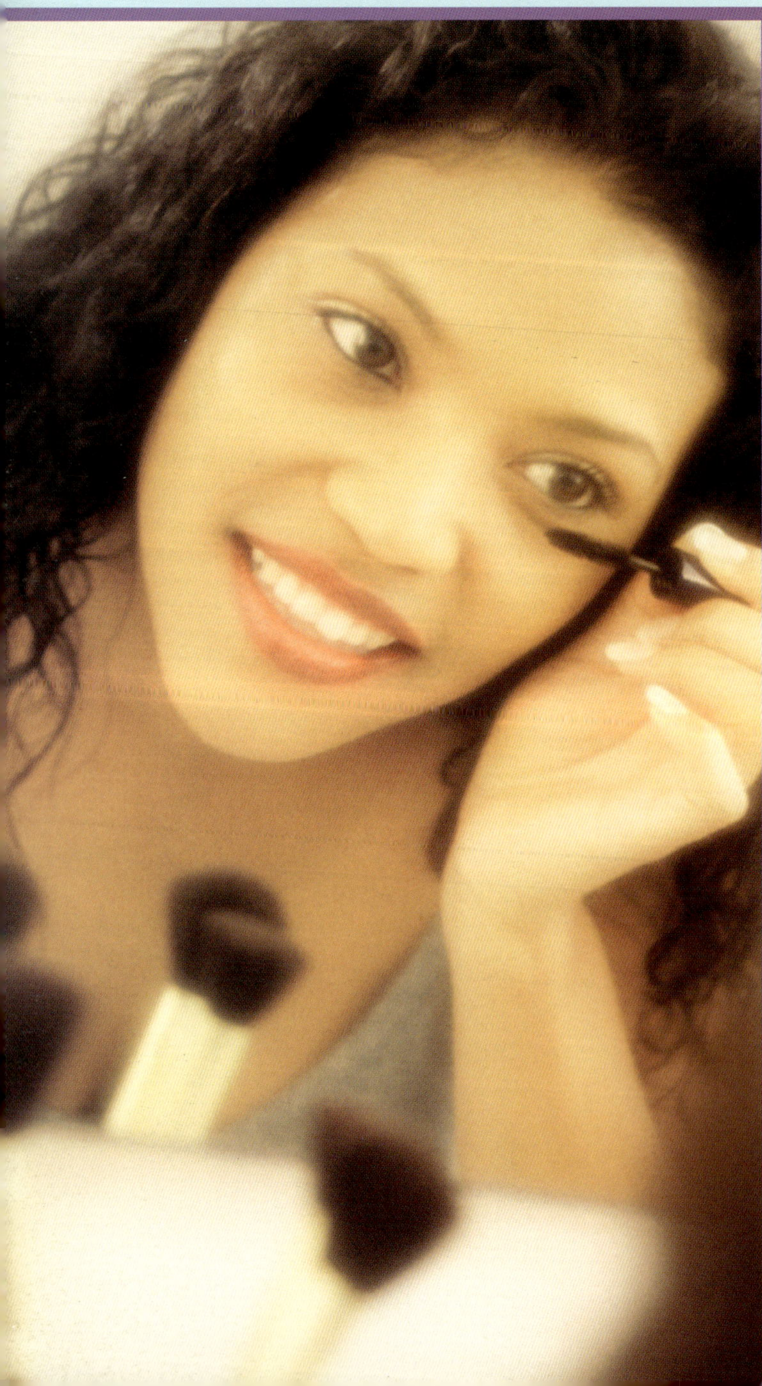

mine, grands yeux, bouche pulpeuse), qui ne correspond pas à notre état d'esprit.

Mon avis : quand on est mal en point, il n'est pas toujours aisé de bien se maquiller, car la peau réagit beaucoup à nos humeurs ; elle peut devenir grasse alors qu'elle est sèche habituellement ; elle peut également présenter des rougeurs... Si cela vous arrive, traitez rapidement votre épiderme, hydratez-le bien avant de passer au maquillage, et surtout ne posez que très peu de produits de maquillage, en les fondant bien à la peau pour qu'ils ne virent pas. Évitez absolument les couleurs vives et fortes sur les paupières, car cela pourrait très bien renforcer les cernes que vous avez déjà eu du mal à camoufler avec votre anticerne ! Préférez les tons doux et naturels, tels que le paille, l'ivoire, le beige, le marron clair. Si vous n'aimez que le vert, le bleu ou le violet, mettez-en quand même ce jour-là, mais ne forcez pas sur leur intensité. Ayez la main légère ! Ne cernez pas non plus vos yeux avec un crayon noir, car vous risquez de souligner la fatigue de votre regard. N'accentuez pas non plus les couleurs de votre fard à joues et de votre rouge à lèvres. Ne perdez pas de vue que, lorsqu'on n'est pas bien, nos traits sont tirés. Trop de couleurs accentue cela. N'oubliez pas enfin de modifier légèrement ou radicalement votre coiffure, car cela aide à se sentir mieux.

Ce que cela apporte : les effets générés peuvent être variables car, quand nous nous sentons mal dans notre peau, nous avons deux types de réactions : la première consiste à nous cacher ; la seconde est de sortir, de voir du monde. Bien souvent, cette dernière réaction s'accompagne d'une envie de maquillage pour essayer de camoufler un peu les dégâts (cernes, teint gris…).

UN MAQUILLAGE ÉBLOUISSANT, SOPHISTIQUÉ

Mon avis : un maquillage parfait chaque jour et qui tient la journée une peau bien entretenue.

Nettoyer, nourrir, hydrater et démaquiller sont des étapes absolument indispensables.
Ce que cela apporte : il est évident qu'avec un maquillage parfait chaque jour, nous nous sentons plus sûres de nous ; cela suscite parfois un désir de séduction. C'est tellement vrai que, lorsque nous sommes invitées à dîner ou à une soirée, la première chose que nous faisons est de nous préoccuper de notre maquillage, que nous faisons avec le plus de soin possible, et de notre coiffure. Coiffure, maquillage et vêtements ont une influence importante sur notre façon de nous mouvoir, de sourire, voire de parler.

UN FACE-À-FACE AVEC SOI-MÊME

Se maquiller, c'est s'octroyer un face-à-face avec soi-même. Ce doit être une joie, un instant de paix, d'intimité ; un plaisir de découvrir un autre aspect de soi, pas une corvée.
Je conseille toujours aux personnes qui me disent « Moi je me maquille par obligation sociale ; c'est juste pour ne pas avoir l'air malade, mais dans le fond je n'aime pas ça, ça m'ennuie » d'essayer de considérer le moment du maquillage comme un instant de paix, de calme, et d'y prendre goût : il ne s'agit pas de se maquiller chaque jour pendant une heure, mais de se donner bonne mine avec peu de choses. C'est plus agréable de se sentir belle et de s'entendre dire « Tu as bonne mine » ou encore « Tu es en beauté », plutôt que d'entendre « Tu es fatiguée ? » à longueur de journée ! Se maquiller ne signifie pas se plâtrer le visage ! Ce serait plutôt se mettre en valeur avec un soupçon de fard ! Vous vous coiffez bien chaque jour et vous passez beaucoup de temps à chercher le coiffeur qui vous fera la meilleure coupe, alors pourquoi ne consacreriez-vous pas un peu de temps à vous embellir de façon significative ? Avant d'entreprendre votre maquillage, découvrez les formes de votre visage.

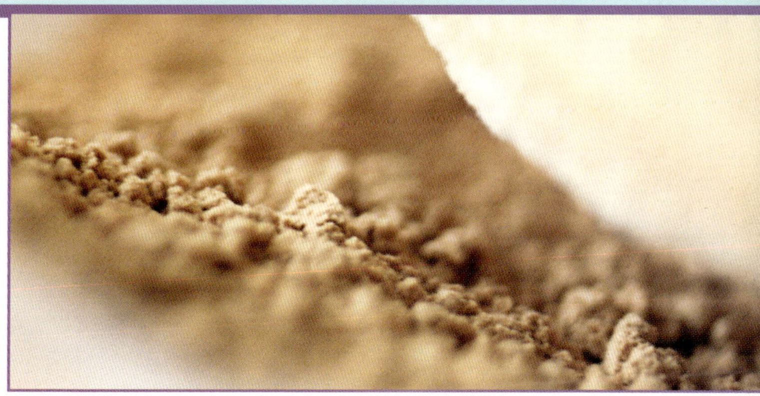

Les subtilités du maquillage

L'équilibre, la beauté et la fraîcheur d'un maquillage tiennent à très peu de choses. Trop de fond de teint ou de poudre, et vous voilà plâtrée et figée dans le fard ! Un fond de teint mal posé vous donnera un teint cireux ; des paupières surchargées de fard trop sombre, une épaisse couche de mascara collant les cils les uns aux autres et une bouche trop rouge ou trop foncée non seulement ne vous mettront pas en valeur, mais en plus vous enlaidiront et vous vieilliront immanquablement !
Le secret réside dans la subtilité et le doigté. Il faut savoir trouver la juste dose pour chaque produit et les bonnes couleurs. Pour cela, il n'y a pas trente-six manières : il faut essayer, puis juger le résultat avec circonspection et d'un œil froid, ce qui est effectivement difficile parce que, bien souvent, on ne se voit pas soi-même.
Faites une photo de vous non maquillé, puis une autre maquillée. Si vous ne vous êtes jamais maquillée, il y a de fortes chances pour que votre premier essai de maquillage soit maladroit et donc ne vous embellisse pas : il est alors normal que vous préfériez la photo sans maquillage, en reconnaissant toutefois que vos yeux maquillés sont plus ouverts et plus présents que non

maquillés. Dans ce cas, vous avez fait le premier pas vers le maquillage, et vous allez aimer apprendre à tirer parti de votre visage avec un peu de produits de maquillage. Si vous avez l'habitude de vous maquiller, vous préférerez certainement la photo avec le visage maquillé. Il ne vous reste plus qu'à bien étudier ce livre et à vous perfectionner ou à apprendre de nouveaux maquillages.

Dans les deux cas, soyez gentiment critique avec vous-même et, surtout, n'écoutez pas l'avis des autres ; faites confiance à votre instinct. Jouez avec les couleurs et vos envies ; n'ayez pas peur du qu'en-dira-t-on qui risque de vous bloquer et de gâcher votre plaisir.

Lors de mes leçons de maquillage, j'entends toujours les mêmes réflexions : « C'est superbe ce que vous m'avez fait ! Je n'aurais jamais osé employer ces couleurs ! » Ma réponse est invariable : « Osez ! » Ça vous va ? Alors faites-le !

Une petite confidence : j'ai été très timide. Pendant longtemps, j'ai envié des femmes maquillées de telle ou telle façon. En cachette, j'essayais, et même si certains maquillages me mettaient très bien en valeur, je ne les faisais pas au grand jour, car j'avais peur de ce qu'on allait me dire ! Un jour, j'ai décidé de m'affirmer et je ne l'ai jamais regretté ! J'ai envie de vert, je mets du vert ; j'ai envie de bleu, je mets du bleu ! Je veux être aussi bronzée que si je revenais de Tahiti, je me bronze...

MON CONSEIL

Pile ou face

Faites une photo de vous sans maquillage et une autre avec, et comparez les deux photos en oubliant qu'il s'agit de vous. Pensez que vous regardez deux photos d'une même étrangère : comment la préférez-vous, avec ou sans maquillage ?

LES COULEURS

Il est évident qu'on ne peut pas parler de maquillage sans évoquer les couleurs, puisque c'est grâce à elles que nous pouvons modifier notre look à notre gré.

Mauvaise mine ? Un peu de rose.

Yeux tristes ? Un peu de couleur et de brillance.

Lèvres maladivement pâles ? Un soupçon de rouge à lèvres.

Le plus excitant, dans le maquillage, c'est l'infinie diversité des coloris à notre disposition. Il y a les couleurs de base et celles que nous pouvons obtenir en mélangeant certains coloris à d'autres. Certaines femmes ne sont pas passionnées par le fait de créer leurs propres couleurs, mais d'autres se prennent au jeu et innovent sans cesse, comme le font les peintres. Pour y arriver, il faut comprendre les interactions existant entre les couleurs. Étudier le cercle chromatique, connaître les couleurs et leurs combinaisons vont vous aider dans vos recherches de couleurs et vous permettre de faire des économies (vous n'aurez alors besoin d'acheter que quelques coloris). Pour créer, il suffit d'avoir quelques couleurs de base, à partir desquelles vous travaillerez. Tout commence avec les couleurs primaires (rouge, jaune et bleu). Le blanc et le noir, qui ce ne sont pas des couleurs à proprement parler, le deviennent dans le maquillage tant ils sont indispensables. En maquillage, comme en peinture, les couleurs les plus utilisées sont donc au nombre de cinq : rouge, jaune, bleu, noir et blanc.

Les couleurs secondaires sont issues du mélange des primaires :

- Rouge + bleu = violet
- Rouge + jaune = orange
- Jaune + bleu = vert

Les couleurs intermédiaires, elles, sont données par le mélange d'une couleur primaire et d'une couleur secondaire. Par exemple, du rouge et de l'orange donnent du rouge orangé, et du bleu additionné de vert donne du bleu-vert. La plupart des ombres à paupières sont des couleurs intermédiaires.

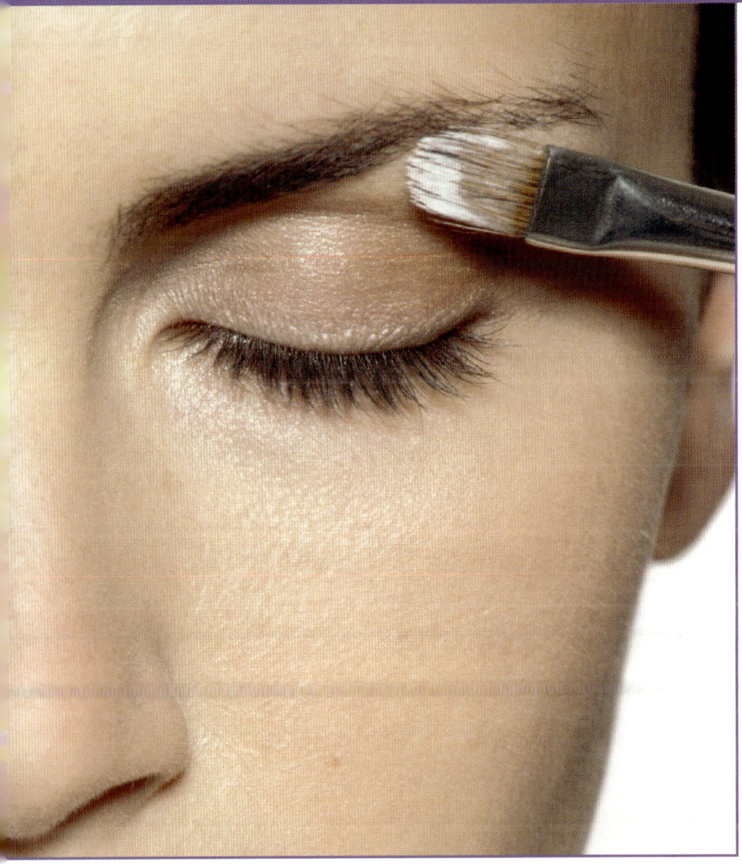

MON CONSEIL

Test de la couleur

Faites vos tests sur le dos de la main et notez vos résultats sur un petit papier. Vous serez surprise de voir qu'un jour ou l'autre vous aurez envie ou besoin de vous maquiller avec une couleur « qu'on ne trouve nulle part ». Ce jeu des couleurs va vous permettre de varier à l'infini vos maquillages et de les assortir aux tons de vos vêtements.

Deux couleurs complémentaires placées l'une à côté de l'autre se font mutuellement ressortir. En termes de maquillage, si vous utilisez un rouge violacé sur un œil vert, ou une nuance orangée ou rouille sur un œil bleu, vous allez faire ressortir par contraste la couleur de l'œil. Les couleurs complémentaires se neutralisent quand elles sont mélangées entre elles, c'est ce qui explique que, par exemple, vous pouvez camoufler un cerne bleu-violet avec un anticerne dans les jaunes. De la même façon, une base correctrice verte neutralisera les rougeurs.
Si vous voulez dégrader une couleur, vous devez lui ajouter du blanc : un vert bouteille additionné d'un peu de blanc deviendra vert pâle ; du marron avec du blanc deviendra beige...
Si vous désirez « rabattre » une couleur trop vive, vous devrez lui ajouter du noir : du rouge vif avec une pointe de noir donnera un rouge sourd, éteint. Personnellement, je rabats souvent les couleurs avec du marron chocolat.

À savoir

Quand une société de cosmétique crée une couleur, les chimistes ont recours aux mêmes méthodes de mélange qu'un artiste peintre, si ce n'est qu'ils ajoutent parfois du nacré pour faire briller la couleur.

LA PHOBIE DE LA COULEUR

Tout au long de l'année, je reçois des femmes qui ont peur de la couleur, et j'entends : « Surtout, surtout, je ne veux pas que l'on voit que je suis maquillée ! Je ne veux pas de couleur sur les pau-

pières ! » Généralement, ces clientes en pleine contradiction avec ce qu'elles clament se maquillent un peu, mais uniquement avec du marron et du beige sur les paupières, une poudre compacte marron sur les pommettes et un rouge à lèvres transparent vieux rose ou orangé.
Ces personnes viennent me demander de leur rechercher « un maquillage invisible », mieux effectué que ce qu'elles font habituellement, mais en conservant leurs couleurs, lesquelles non seulement ne leur donnent pas bonne mine, mais, en plus, forment un ensemble fade. Je leur explique donc longuement qu'il est fort possible, à partir du moment où elles se maquillent, d'employer quelques couleurs qui les mettront en valeur sans les rendre vulgaires. Il suffit de bien choisir les couleurs et d'en contrôler l'intensité !
Et je constate souvent avec plaisir qu'elles ne se supportent plus avec du marron, qu'elles jugent fade, une fois qu'elles ont essayé et se sont vues avec un peu de couleur ! De fait, le marron est souvent un peu fade : s'il souligne le regard, il ne l'éclaire pas.
Si vous faites partie de ces personnes qui ont peur d'employer de la couleur ou de celles qui voudraient bien, mais ne savent pas quelles couleurs choisir, ne commettez pas l'erreur de passer du beige ou du marron au violet pur ou au vert ! Vous vous

MON CONSEIL

Souriez

Les jours où vous n'avez pas envie de vous maquiller, ne vous forcez pas ! Donnez-vous quand même bonne mine très rapidement : attrapez votre gros pinceau à blush, souriez et posez un peu de couleur sur le saillant des pommettes.

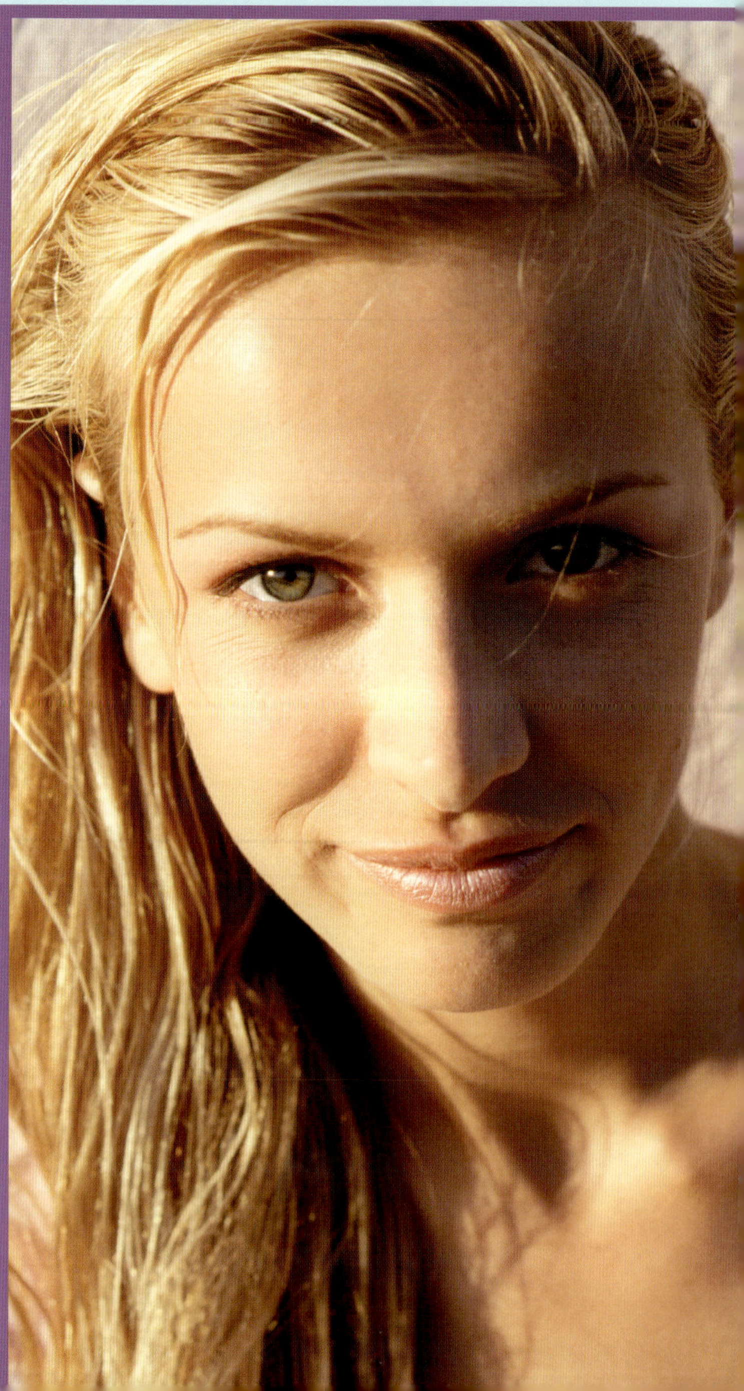

trouveriez affreuse, vous seriez mal à l'aise et, en fin de compte, vous risqueriez de stopper votre envie de maquillage... ce qui serait bien dommage !

Faites vos essais progressivement, étape par étape, en plusieurs fois, ce qui peut très bien représenter plusieurs jours. Au début, maquillez-vous les yeux avec des couleurs classiques, passe-partout (beige, marron, gris clair), en posant la couleur très simplement sur vos paupières. Ne cherchez pas à l'étirer outrageusement. Dans ce premier temps, habituez-vous à avoir de la couleur sur vos paupières et du mascara sur vos cils. Ensuite, soulignez votre regard avec les mêmes couleurs que précédemment, mais ajoutez un trait de crayon le long de la paupière supérieure, donnez-vous bonne mine avec un peu de fard à joues et mettez sur vos lèvres un peu de brillant du même ton que celui du fard à joues.

Commencez-vous à vous habituer à votre nouveau look ? Avez-vous envie d'aller plus loin, d'employer des couleurs plus fortes ? Dans ce cas, osez ! Posez les couleurs qui vous font envie, en faisant bien attention à ne pas vous faire un masque : restez vous-même !

Les produits de maquillage

Choisir de bons produits de maquillage est prépondérant. La qualité de ceux-ci doit être irréprochable et être parfaitement adaptée à votre épiderme. Si, par exemple, un fond de teint ne correspond pas à votre type de peau, vous aurez beau le poser soigneusement avec une éponge, il ne tiendra pas, virera, et la peau brillera ou sera terne ! Vous devez impérativement être vigilante et exigeante lorsque vous achetez des produits de maquillage. Ne vous laissez en aucun cas influencer par une vendeuse, même si elle prétend pouvoir découvrir votre type de peau en trente secondes ! Elle peut en revanche vous conseiller sur telle ou telle marque qui correspondra au mieux à votre peau, mais c'est vous qui devez connaître le type de cette dernière pour pouvoir lui demander un fond de teint en connaissance de cause. Il est hors de question, et j'insiste là-dessus, que vous déclariez à une vendeuse : « Je voudrais du fond de teint, mais je ne sais pas quel genre je dois prendre parce que je ne sais pas si j'ai la peau grasse ou sèche ! »

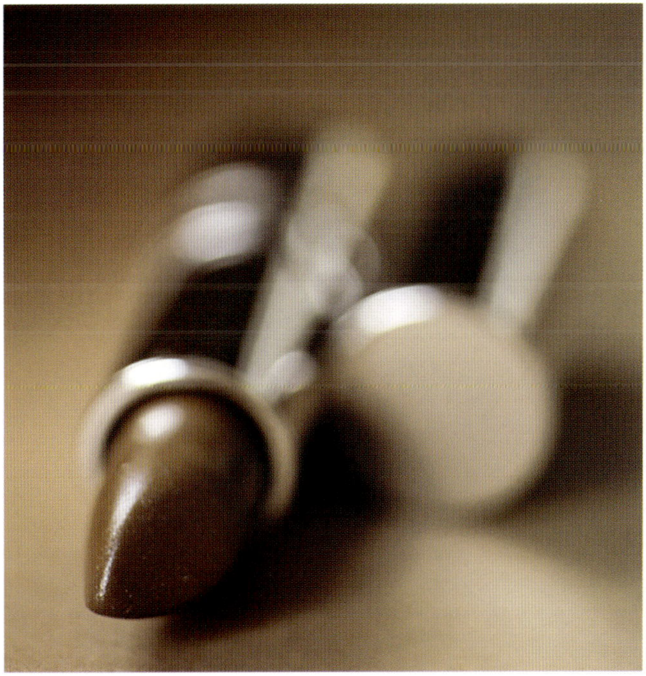

L'entretien des pinceaux

Les pinceaux doivent être lavés très souvent, sinon vos fards auront des couleurs imprécises ; pour obtenir des couleurs nettes, propres et franches, il faut à chaque fois utiliser des pinceaux vierges de couleur.
Lavez-les dans de l'eau savonneuse. Rincez-les bien, essorez doucement les poils sans les ébouriffer dans une serviette, puis couchez les pinceaux sur une serviette ou placez-les tête en haut dans un verre pour les faire sécher.
Dans le cas où vous ne pourriez pas laver vos pinceaux à l'eau et au savon, sachez qu'il existe un nettoyant professionnel disponible dans les mêmes points de vente que les accessoires de beauté, qui sèche en une minute et stérilise les pinceaux entre deux utilisations. C'est valable pour les pinceaux avec peu de poils : pinceaux à paupières et à eye-liner.

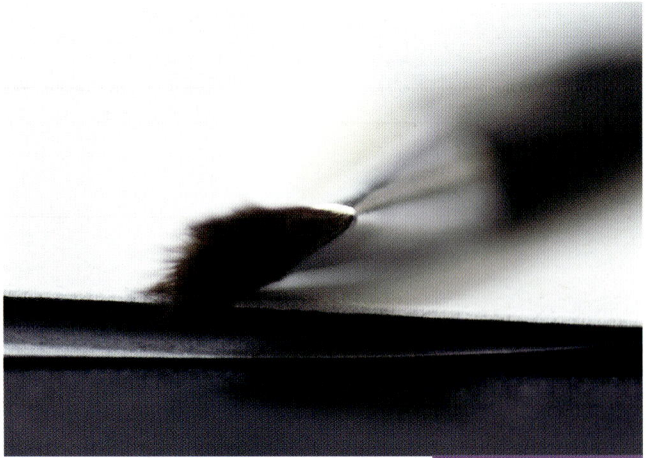

BIEN CHOISIR

Il me paraît évident qu'en y réfléchissant bien vous connaissez votre type de peau ! Dans le cas où vous ne le connaîtriez pas, faites le test du papier adhésif (voir encadré page 23) ; si vraiment vous n'arrivez pas à le déterminer, allez voir une bonne esthéticienne. Sachez également qu'il est inutile de vous ruiner dans l'achat de produits de maquillage ! Il suffit de quelques produits bien adaptés à vous et à vos besoins. Commencez par vous offrir le basique, qui comprend les produits dont vous vous servirez chaque jour. Le superflu viendra après...

LE MATÉRIEL

Pour vous maquiller, vous devez acquérir un minimum d'accessoires incontournables :
• éponges pour la pose des fonds de teint ;
• pinceaux pour la pose des eye-liners, des fards à joues, des fards à paupières et des poudres libres ou compactes ;
• brosses pour brosser les sourcils et les cils ;
• houppettes pour appliquer la poudre libre.
Achetez-les de très bonne qualité : d'une part, ils dureront plus longtemps, d'autre part, les résultats seront meilleurs. Ne dit-on pas « aux bons ouvriers les bons outils » ? Essayez donc de poser régulièrement un fard sur les paupières avec un pinceau dont les poils sont mous et disparates ou avec un pinceau dont la mousse est à moitié déchirée !

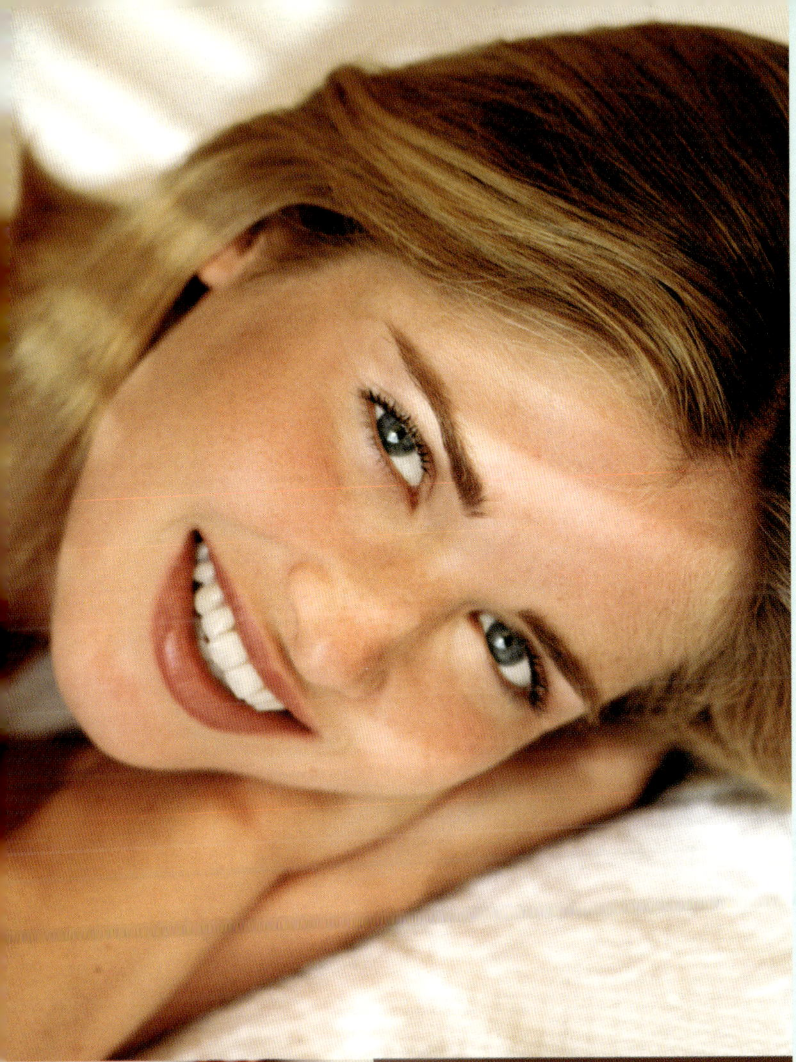

La trousse de maquillage

Elle doit comprendre :

- une crème hydratante ;
- un fond de teint (ou une crème teintée si vous avez horreur du fond de teint) ;
- un antibrillance « antishine » si votre peau a tendance à luire (c'est un produit que l'on pose avant d'appliquer le fond de teint) ;
- une poudre libre ;
- une poudre compacte pour les raccords dans la journée ;
- deux anticernes de teintes différentes ;
- au moins deux fards à paupières (un clair et un foncé) pour souligner vos yeux ;
- un crayon eye-liner ou un eye-liner avec pinceau pour donner de la profondeur à votre regard ;
- un mascara ;
- un crayon à sourcils ;
- deux blushs pour vous donner bonne mine (un dans les tons rosés et un autre dans les tons orangés) ;
- une poudre compacte bronzante pour les jours où vous avez seulement envie d'être hâlée ;
- un tube de vaseline pour hydrater et lisser vos lèvres ;
- un crayon pour souligner ou corriger le contour de vos lèvres ;
- des rouges à lèvres ou des transparents fruités ;
- un brillant à lèvres ;
- un démaquillant intégral, ou un lait démaquillant, un tonique sans alcool et un démaquillant pour les yeux (surtout pas gras, car cela fait gonfler les yeux) ;
- des coton-tiges ;
- du coton hydrophile.

Sans oublier quelques produits de soin indispensables :

- une crème hydratante de nuit ;
- une crème hydratante protectrice de jour ;
- un gommage ;
- un masque.

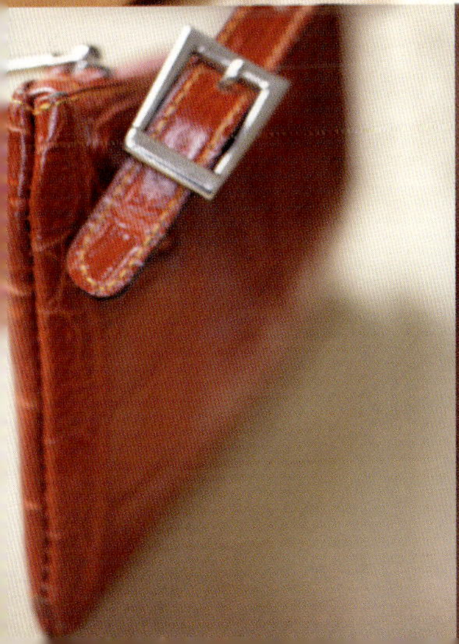

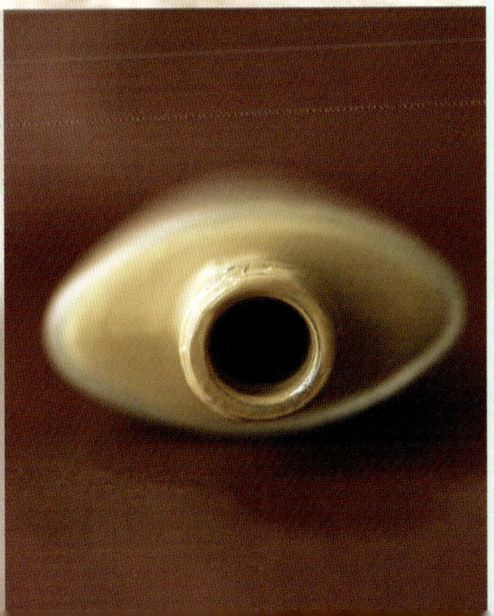

DANS QUEL ORDRE SE MAQUILLER

Pour obtenir un maquillage naturel et qui tienne toute la journée, il est indispensable de respecter un ordre de pose qui est le suivant :

1 BASE HYDRATANTE

2 FOND DE TEINT

3 ANTICERNE

4 POUDRE LIBRE

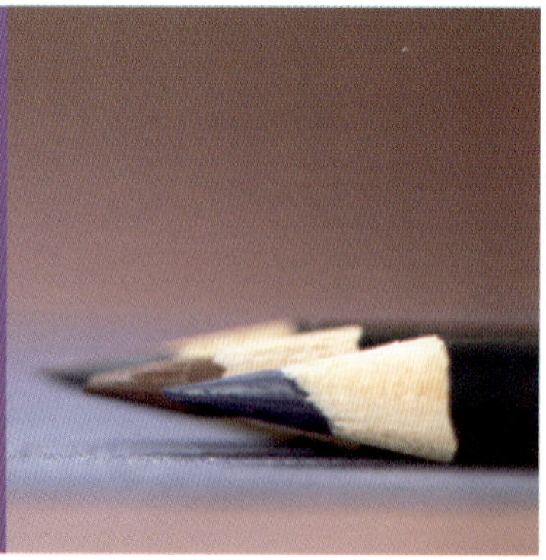

5 CORRECTION À LA POUDRE

6 FARD(S) À JOUES

7 FARDS À PAUPIÈRES

8 EYE-LINER OU CRAYON

9 MASCARA

10 CRAYON À LÈVRES

11 ROUGE À LÈVRES

12 BRILLANT À LÈVRES

Quelle est la meilleure lumière pour se maquiller ?

Incontestablement, la meilleure lumière est celle du jour. Elle est blanche et ne modifie pas la couleur des fards.
En revanche, la lumière artificielle a une tendance plus ou moins jaune qui change la couleur des fards.
C'est pour cette raison qu'il est préférable de réaliser un maquillage de jour à la lumière du jour et un maquillage du soir à la lumière artificielle.

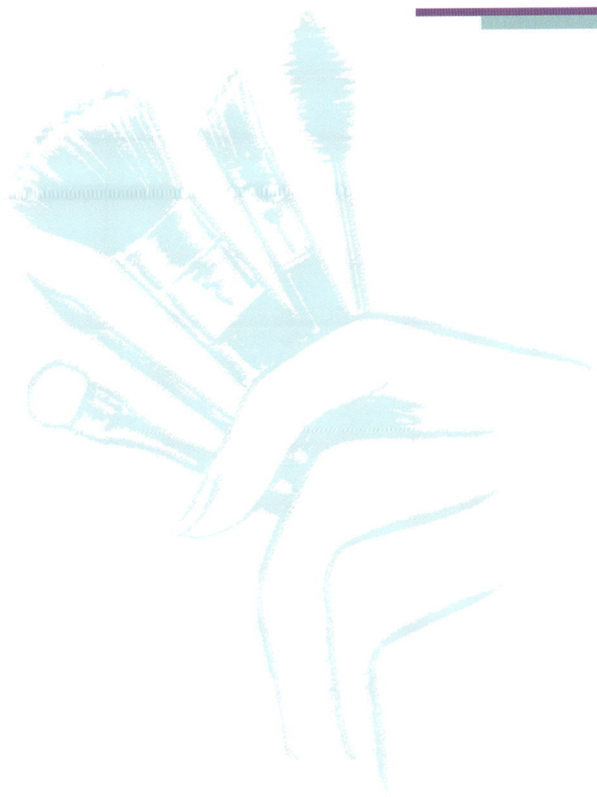

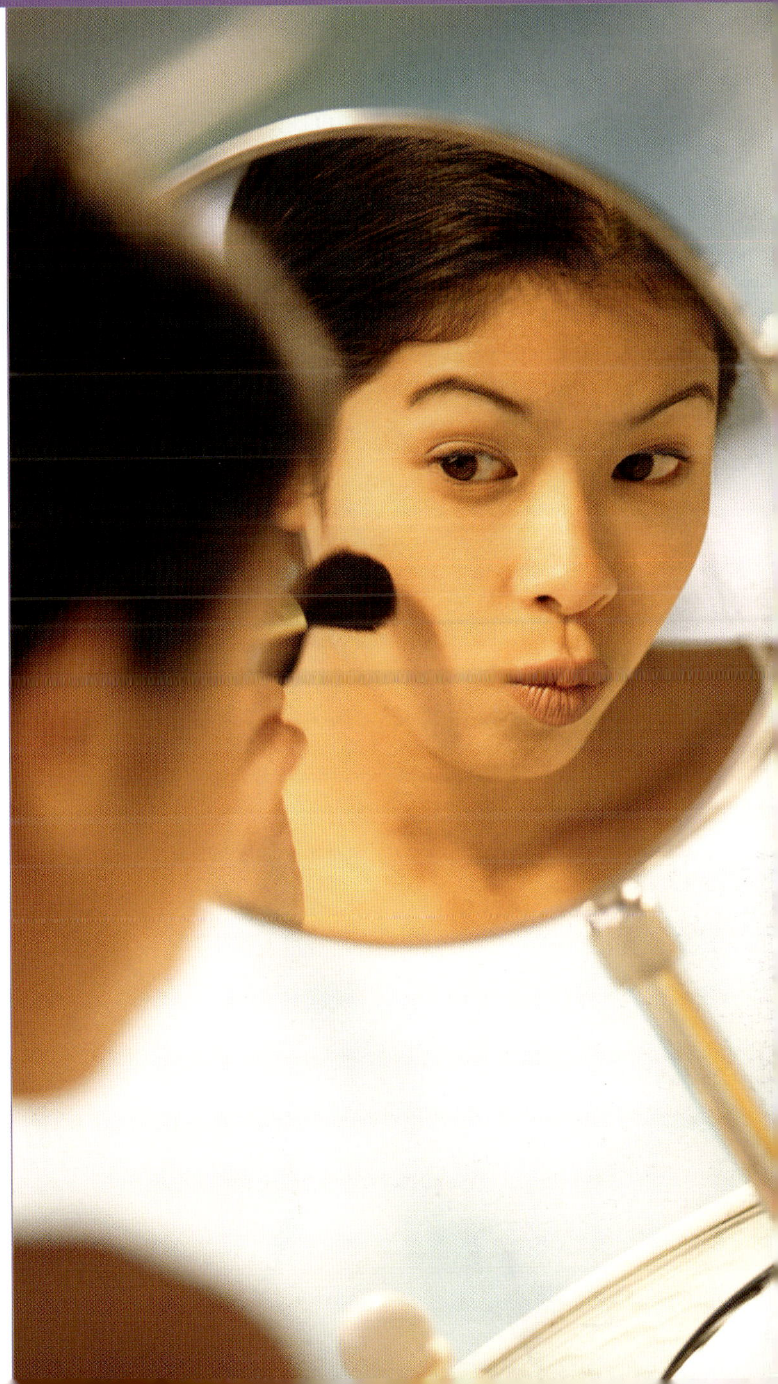

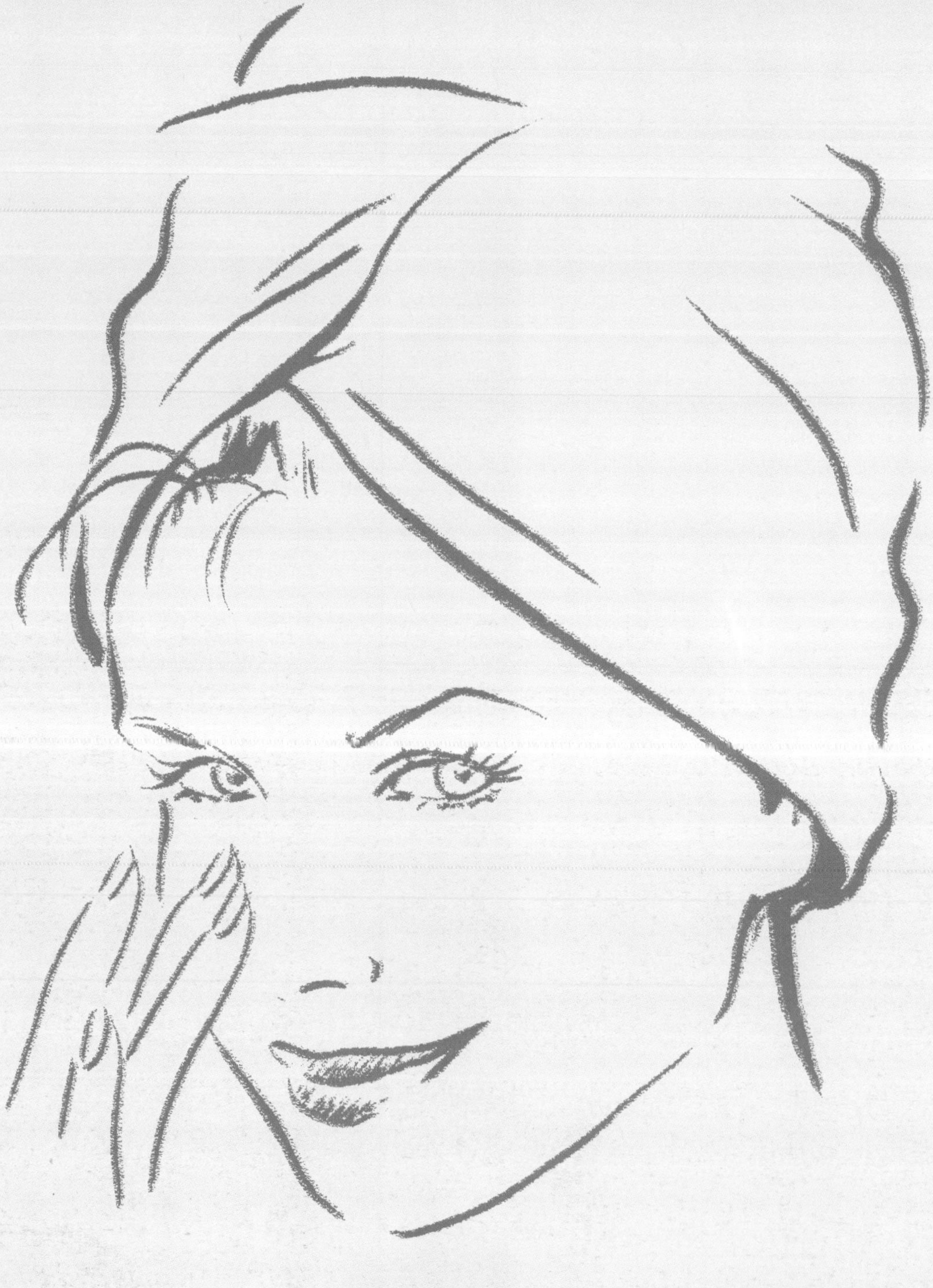

L'ENTRETIEN DE LA PEAU 2

L'épaisseur de la peau varie selon les régions du corps. C'est sur les paupières qu'elle est la plus fine et sous la plante des pieds qu'elle est la plus épaisse.

La composition de la peau

La peau d'un adulte est composée de 2 milliards de cellules en moyenne, parmi lesquelles 300 millions de cellules se renouvellent en permanence. La surface cutanée du corps est de 2 m^2, la peau a une épaisseur moyenne de 1 millimètre et un poids total de 3,5 kilos, ce qui en fait l'organe le plus lourd du corps humain. Il faut 30 jours à l'épiderme pour se renouveler entièrement.

La peau est trop souvent considérée comme une simple enveloppe. C'est pourtant un élément fondamental de la beauté, car elle représente « la personne » : elle est la première chose que vous voyez et que les autres voient. Avoir une belle peau lumineuse, lisse et le moins ridée possible, est l'idéal pour se sentir bien et bien communiquer avec les autres. Quand la peau est malade, elle altère l'image que la personne a d'elle-même et celle qu'elle offre à autrui.

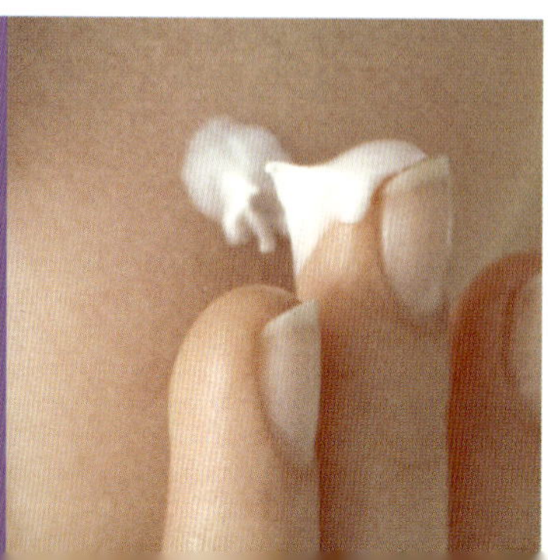

Naturellement, nous ne sommes pas égales – chacune d'entre nous a un type de peau qui lui est propre –, mais nous sommes toutes en partie responsables de la santé et de la beauté de cette peau. Il est rarissime que quelqu'un ait une peau à problèmes continus sans raisons internes. À force de dialoguer avec mes clientes et des dermatologues, j'en ai tiré la conclusion qu'une belle peau est à la portée de tous pour peu qu'on le veuille vraiment et que l'on s'astreigne à faire ce qu'il faut pour cela.

Dans la pratique, il ne s'agit pas d'y passer des heures ; il suffit de se faire des soins bien adaptés et rapides, mais il est nécessaire pour cela d'avoir une bonne connaissance de la structure et des fonctions de l'épiderme.

Les couches constitutives de la peau sont au nombre de trois : l'épiderme à l'extérieur, le derme en dessous et, plus profondément, une épaisseur de cellules grasses, le tissu adipeux, ce coussin de graisse qui modifie le comportement de la peau en l'étirant en cas de prise de poids rapide et qui, pour la même raison, laisse la peau flasque en cas de perte de poids rapide.

L'épiderme est la couche extérieure visible. Il est lui-même composé de plusieurs couches, il est relativement fin et ne contient ni vaisseaux sanguins ni nerfs, mais il est en activité permanente. Les cellules de l'épiderme, à la surface de la peau, se dessèchent constamment et tombent (c'est la desquamation) ; elles doivent être rapidement remplacées par d'autres, particulièrement lorsqu'elles ont à supporter des frictions vigoureuses avec des serviettes de toilette ou des nettoyages exfoliants. Tout ce travail commence dans les couches inférieures de l'épiderme où se forment les nouvelles cellules, qui migrent ensuite vers les couches supérieures. Il leur faut de deux à quatre semaines pour atteindre la surface de la peau, période durant laquelle elles deviennent plus épaisses et plus résistantes ; elles sécrètent de plus en plus de kératine – une protéine de même nature que celle des ongles et des cheveux, mais plus flexible. Les cellules meurent finalement lorsqu'elles sont envahies par cette kératine. C'est le cycle de renouvellement cellulaire permanent de la peau. Les

cellules mortes, si elles sont bien formées et assemblées, sont une protection antibactérienne pour les couches inférieures de la peau, vivantes et vulnérables (c'est pour cette raison qu'il n'est pas bon de faire trop de gommages).
Jusqu'à 25 ans, on ne se préoccupe pas de sa peau ; l'eau et le savon suffisent. À partir de 25 ans et jusqu'à la quarantaine, la peau a besoin d'être entretenue avec une crème hydratante. C'est à partir de 40 ans, et surtout à partir de 50 ans, que la peau doit être revitalisée, hydratée, régénérée. Cela devient incontournable, c'est l'objectif numéro un ! Une peau bien hydratée est lisse et bien tendue, alors qu'une peau mal hydratée devient flasque et triste.

Test rapide pour connaître votre type de peau

Votre peau doit être propre, exempte de tout maquillage et de crème, et sèche : lavez-vous le visage et attendez au moins une heure que votre peau ait repris sa texture avant de faire le test. Appliquez alors transversalement sur les joues et le nez une bande de papier adhésif transparent (Scotch), puis retirez-la doucement et observez le résultat sous un bon éclairage.

- *Si le ruban présente de petites particules blanches, la peau est sèche.*
- *S'il présente un écran huileux, taché, la peau est grasse.*
- *S'il est recouvert de particules blanches au niveau des joues et d'un écran huileux sur le nez et le menton, la peau est mixte.*
- *Si le papier adhésif ne présente ni particules ni écran huileux, la peau est normale.*

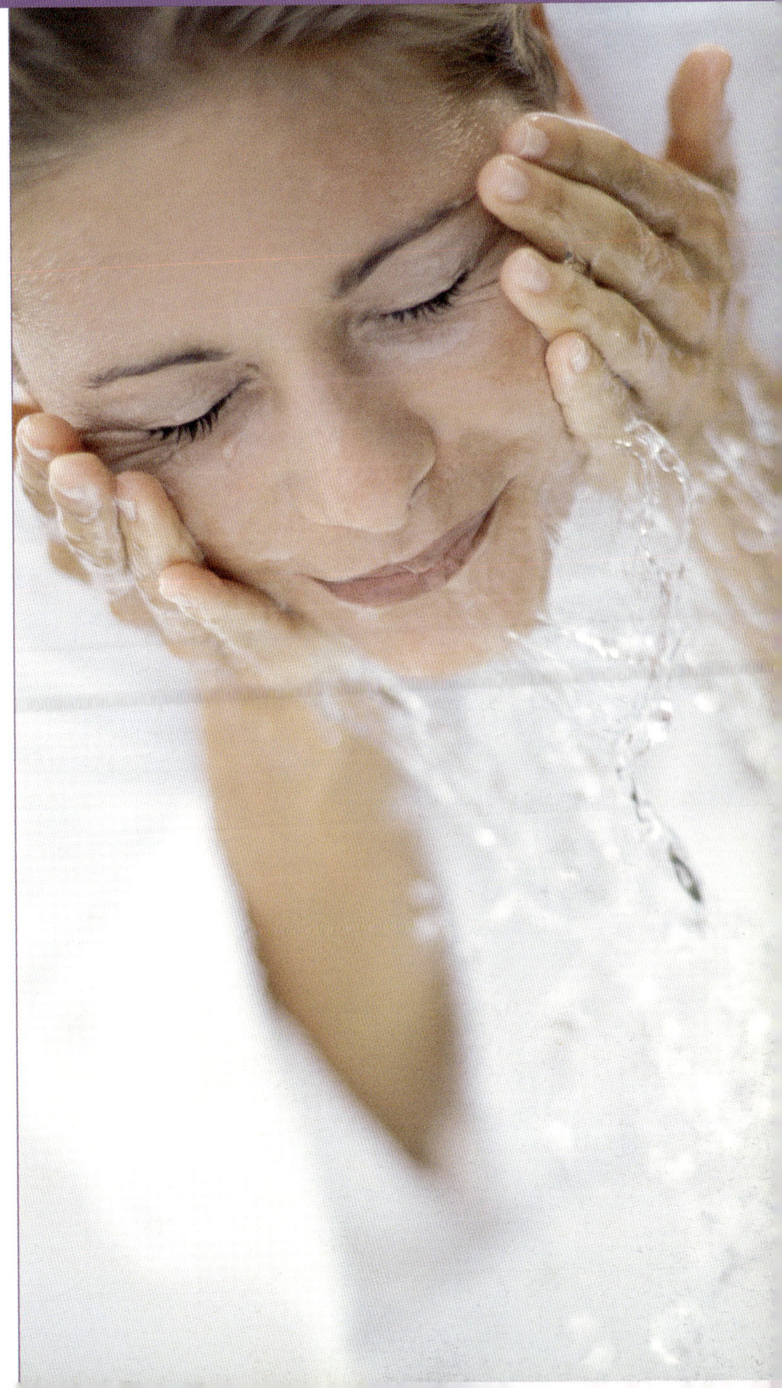

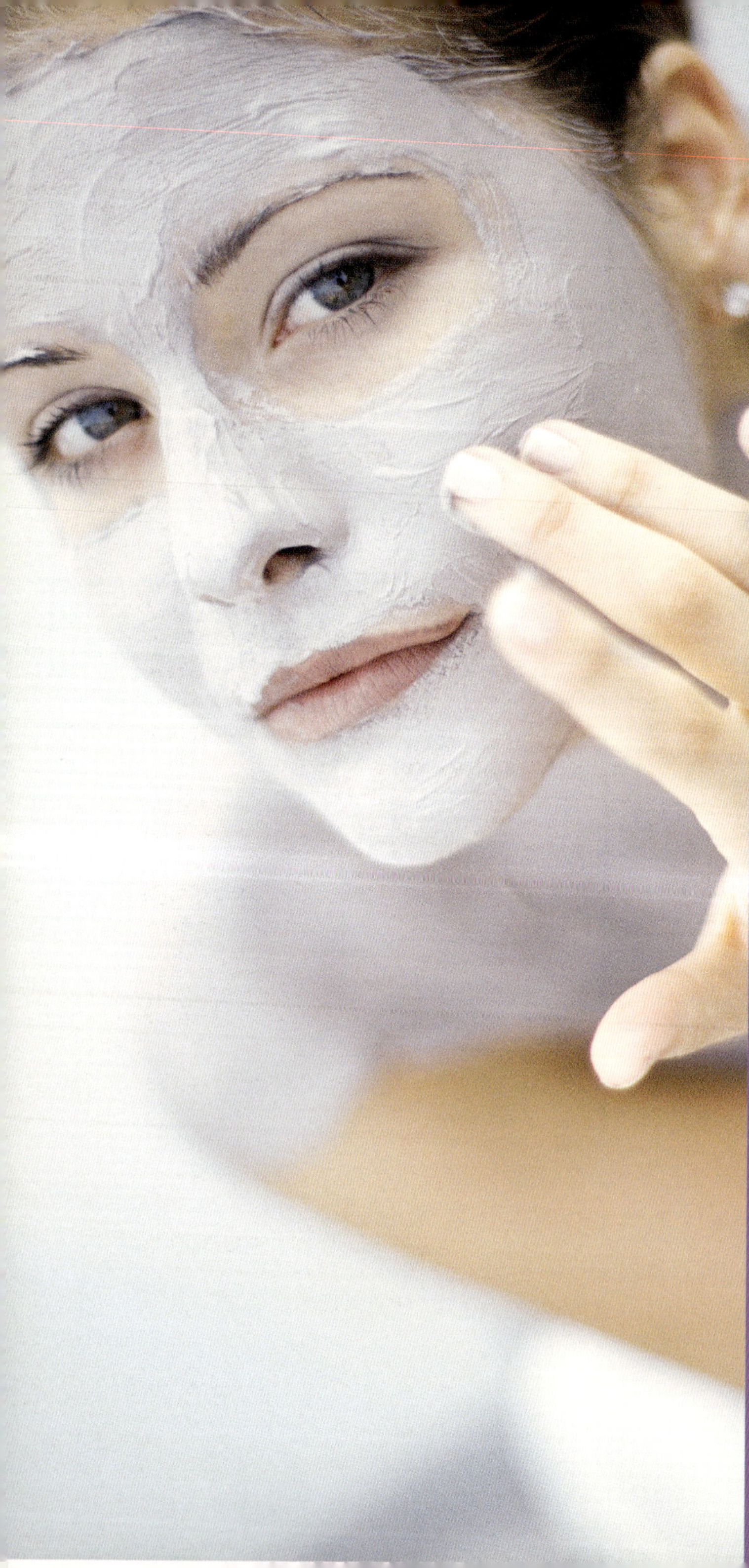

Les différents types de peau

Il est important de connaître le type de sa peau pour pouvoir la soigner, l'entretenir et choisir sans se tromper les produits de soins et de maquillage qui lui conviendront. La structure de base ne varie pas d'une personne à l'autre ; ce qui diffère, c'est la quantité de sébum sécrété, ainsi que les zones du visage et du corps où les glandes sébacées sont les plus actives. On ne peut pas modifier son type de peau, mais on peut l'améliorer ou le conserver avec des soins appropriés et réguliers. Avez-vous la chance d'être gratifiée d'une belle peau ? Si ce n'est pas le cas, ce n'est pas un drame : avec du temps et des soins adéquats, toutes les peaux peuvent être améliorées. Une bonne connaissance de la structure et des fonctions de l'épiderme vous permettra d'entretenir correctement ce dernier. On classe la peau en quatre catégories : les peaux sèches, les peaux grasses, les peaux normales et les peaux mixtes (grasses sur la partie médiane et normales ou sèches sur le pourtour du visage).

VOTRE PEAU EST SÈCHE

Tout le visage est généralement mat, la peau est légèrement tirée, comme si elle avait rétréci, les pores sont fins, le teint est translucide. Il arrive que la peau se dessèche et pèle par endroits. Les peaux sèchent réagissent beaucoup aux conditions atmosphériques en s'écaillant, et elles ont tendance à devenir encore plus sèches en vieillissant, quand les glandes sébacées perdent de leur activité.

Son entretien :

• gommage une fois tous les quinze jours avec un produit exfoliant très doux ;

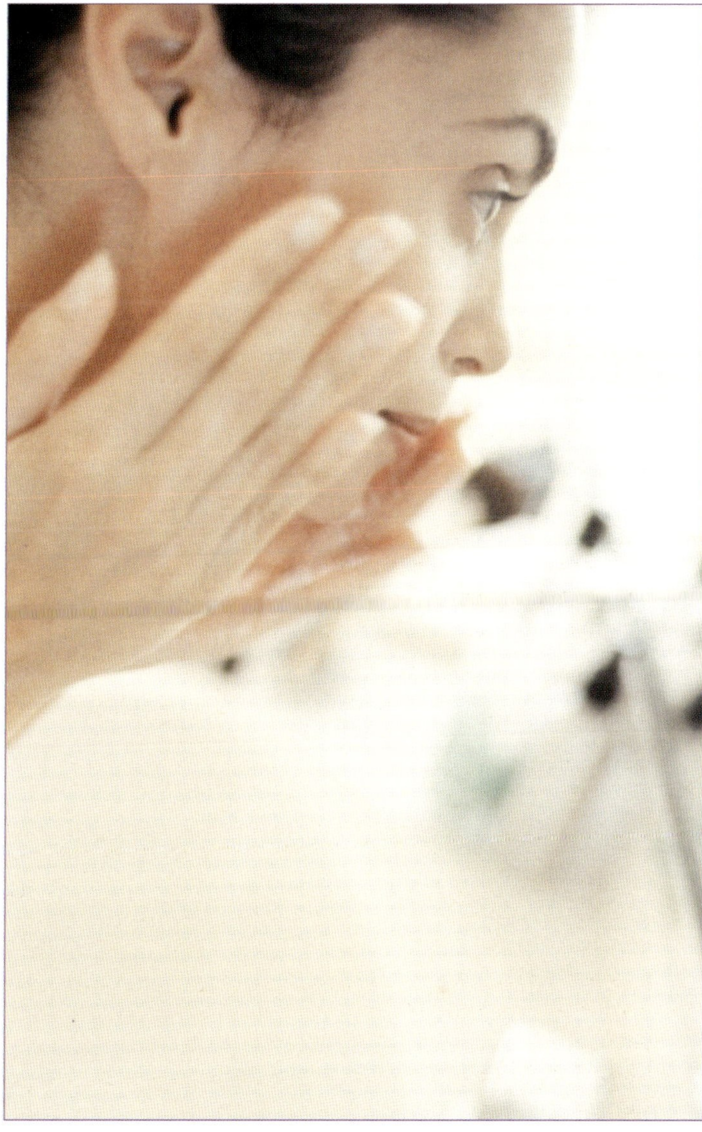

Un massage facial relaxant

Un maquillage, si beau soit-il, n'atteint son objectif que si la peau est belle et les traits détendus. Se donner bonne mine, estomper ses cernes, agrandir son regard ne servent pas à grand-chose si le visage est crispé, pas épanoui.

La première chose à faire est donc de pratiquer un massage matin et soir avec une bonne crème de massage, ou simplement sa crème hydratante. Quelques minutes seulement suffisent pour décrisper les traits – et bien souvent, en décrispant les traits, on décrispe également le mental ! Tout d'un coup, ça va mieux ! Quand vous aurez commencé, vous ne pourrez plus vous en passer : cela deviendra un besoin.

Appliquez plusieurs touches de crème sur votre visage et étalez-les du bout des doigts, puis posez vos mains bien à plat sur vos joues et commencez le massage.

• Pour remonter, lisser et décrisper les traits de votre visage

Placez vos mains bien à plat sur le bas de vos joues. En exerçant une pression ferme (mais pas trop) et régulière, remontez-les en biais, en englobant toute la joue vers les tempes et les oreilles. Les paumes des mains doivent rester plaquées sur le visage. Faites ce mouvement trois fois.

• Pour lisser votre front et supprimer un éventuel mal de tête

Placez vos mains verticalement, bien à plat sur votre front, et glissez-les vers la racine des cheveux des tempes. Faites ce mouvement au moins trois fois.

Nota : votre peau ne doit en aucun cas rougir. Si c'est le cas, c'est que vous appuyez trop fort. Vous devez pouvoir vous maquiller tout de suite après ce massage.

• hydratation avec une crème très hydratante la nuit ;
• protection le jour par une crème hydratante plus légère que celle de la nuit ;
• masque hydratant chaque semaine.

VOTRE PEAU EST GRASSE

La peau est souple, détendue, mais un excès de sébum la rend luisante sur tout le visage, particulièrement sur le front, le nez, les joues et le menton. Les pores sont souvent dilatés. L'excédent de sébum obstrue les conduits sébacés, ce qui occasionne des inflammations et des boutons.
Son entretien :
• gommage doux toutes les semaines ;
• crème hydratante légère la nuit ;
• crème protectrice hydratante non grasse le jour ;
• masque assainissant chaque semaine.

VOTRE PEAU EST MIXTE

C'est la peau la plus courante. Elle présente une zone brillante et grasse sur la partie médiane (front, nez et menton), et est normale ou sèche sur le pourtour du visage.
Son entretien :
• crème hydratante non grasse pour la partie médiane et crème hydratante plus onctueuse pour le pourtour du visage ;
• gommage tous les quinze jours ;
• masque assainissant sur la partie médiane et masque hydratant sur le pourtour du visage.

VOTRE PEAU EST NORMALE

Elle n'est ni grasse ni trop sèche ; c'est la peau idéale, dont peu de personnes bénéficient.
Son entretien :
• gommage toutes les semaines, voire tous les quinze jours ;
• crème hydratante de nuit pour peau normale ;
• crème hydratante de jour pour peau normale ;
• masque hydratant toutes les semaines.

Bien se démaquiller pour avoir une jolie peau

Lorsqu'on se maquille, il faut prévoir le démaquillage ! C'est impératif, sinon, très vite, vous risquez d'avoir des irritations, la peau terne et jamais fraîche... sans parler de l'oreiller, qui sera vite dégoûtant !
Se démaquiller ne prend que très peu de temps si vous avez un démaquillant intégral, ce dernier permettant d'enlever en un temps record tout ce qui recouvre le visage, les paupières et les lèvres. Personnellement, c'est ce que je fais car si j'omets de me démaquiller, j'ai la peau qui tire le lendemain matin.

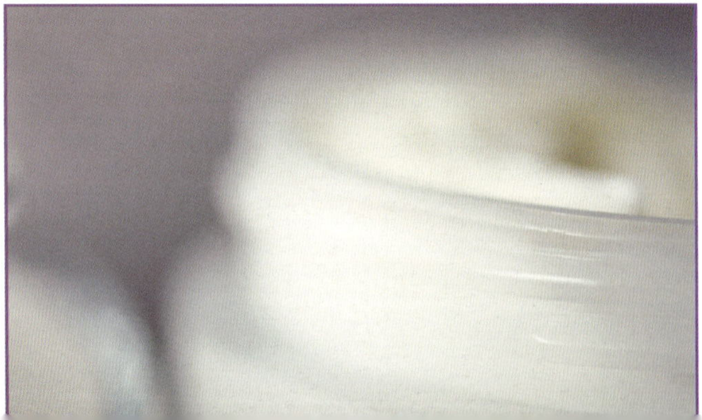

MES QUINZE COMMANDEMENTS

Pour avoir une belle peau en dehors des soins quotidiens (nettoyage, hydratation et protection), il faut revoir, totalement ou partiellement, son mode de vie. Quand on se regarde dans un miroir, on inspecte ses yeux, sa peau, sa bouche, mais rarement ses expressions. C'est pourtant à travers elles que la peau reflète son état. Il est rare qu'une personne aux traits pincés ou marqués par la tristesse ou l'angoisse ait une peau lumineuse. Au contraire, elle a souvent une peau terne et des rides d'expression accentuées, qui peuvent s'estomper grâce à une prise de conscience. La première chose consiste à essayer de trouver les raisons intérieures de ces expressions et de les contenir. Cela demande un important travail mental sur soi-même, mais ça en vaut la peine.

1. Éviter à tout prix le stress. Très souvent, on est stressée alors qu'on pourrait ne pas l'être, on s'énerve, on déprime ; on s'emballe au lieu de se raisonner.

2. Essayer d'être positive et gaie. Arrêter d'avoir des pensées négatives du genre : « Ce n'est pas pour moi, je n'y arriverai jamais » ; « Ce n'est plus de mon âge... » ; « À quoi bon faire ceci ou cela, je n'ai plus l'âge d'entreprendre »...

3. Trouver un intérêt aux choses courantes de la vie.

4. Ne pas fumer.

5. Boire beaucoup d'eau par petites gorgées plutôt qu'un quart de litre à la fois. C'est plus facile, et les toxines sont mieux éliminées.

6. Manger normalement et mastiquer les aliments au lieu de les avaler en vitesse.

7. Surveiller son transit intestinal. Il ne peut pas y avoir de belle peau si le transit n'est pas régulier et normal.

8. Sourire aux gens et à la vie en général.

9. Avoir ou se découvrir une ou des passions.

10. Respirer de temps en temps un autre air que celui dans lequel on vit.

11. Ne pas se laisser influencer par les autres.

12. Savoir prendre des décisions. On se sent mieux après.

13. Apprendre à bien dormir. Faire de sa chambre un lieu de paix, frais et qui sente bon. C'est important pour le réveil : commencer sa journée dans le désordre ou avec des cendriers pleins de mégots est néfaste pour le moral, et par contrecoup pour la peau !

14. Voyager pour découvrir d'autres manières de vivre. Se rendre compte qu'on n'est pas la seule à avoir des difficultés aide beaucoup la réflexion et la maîtrise de soi, et rend plus aisée notre communication avec les autres ; on devient plus ouverte, donc on attire davantage les autres, donc on est plus heureuse, et tout cela se reflète directement sur notre peau !

15. Ne pas avoir peur, foncer et entreprendre.

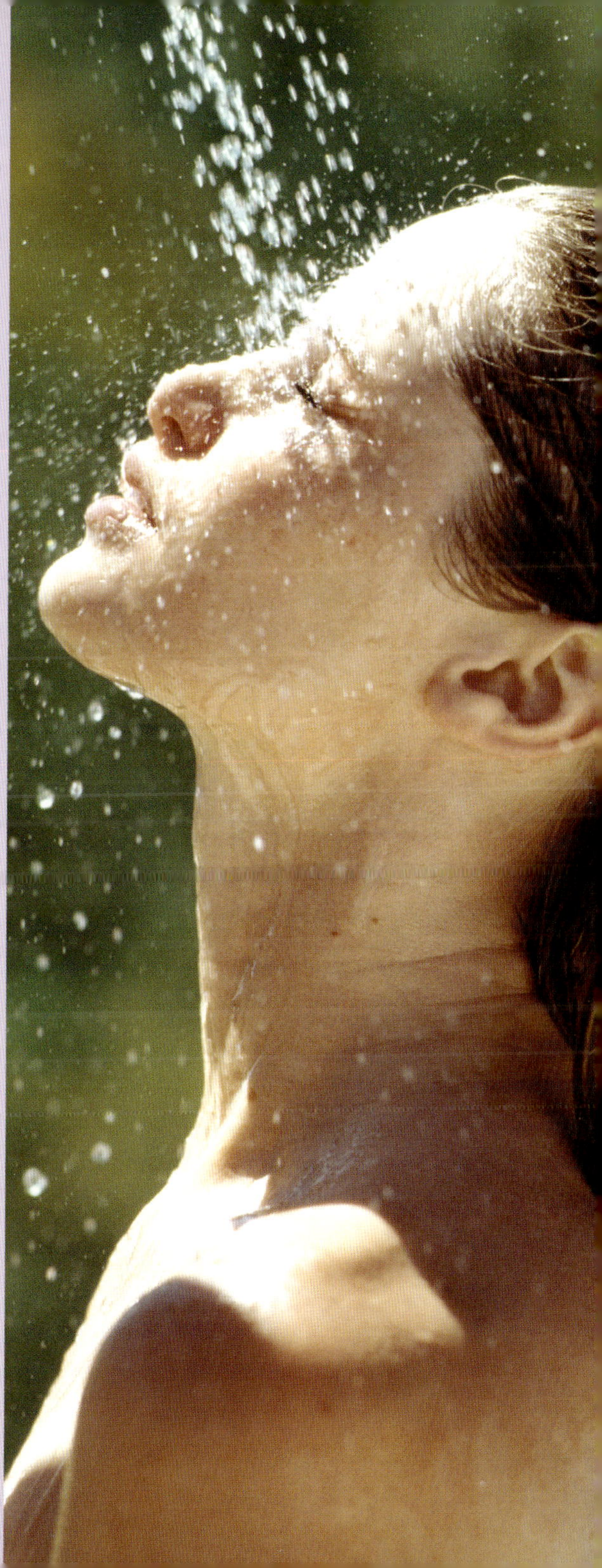

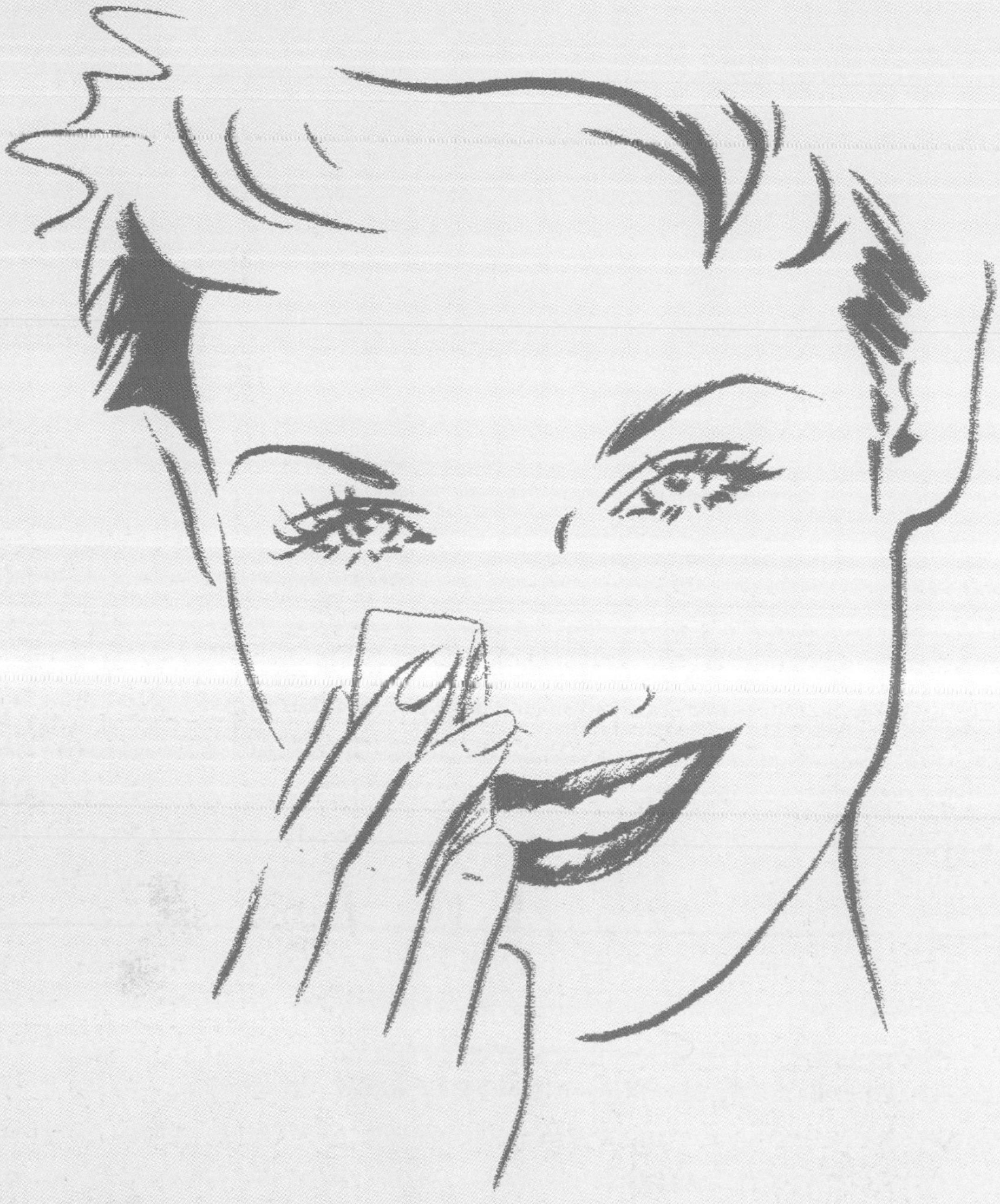

LE TEINT 3

Avant de se maquiller, il est essentiel d'observer sa structure osseuse, qui donne à votre visage ses volumes. En l'analysant, vous découvrirez les endroits à mettre en relief ou, au contraire, à rendre discrets, et comment travailler votre teint.

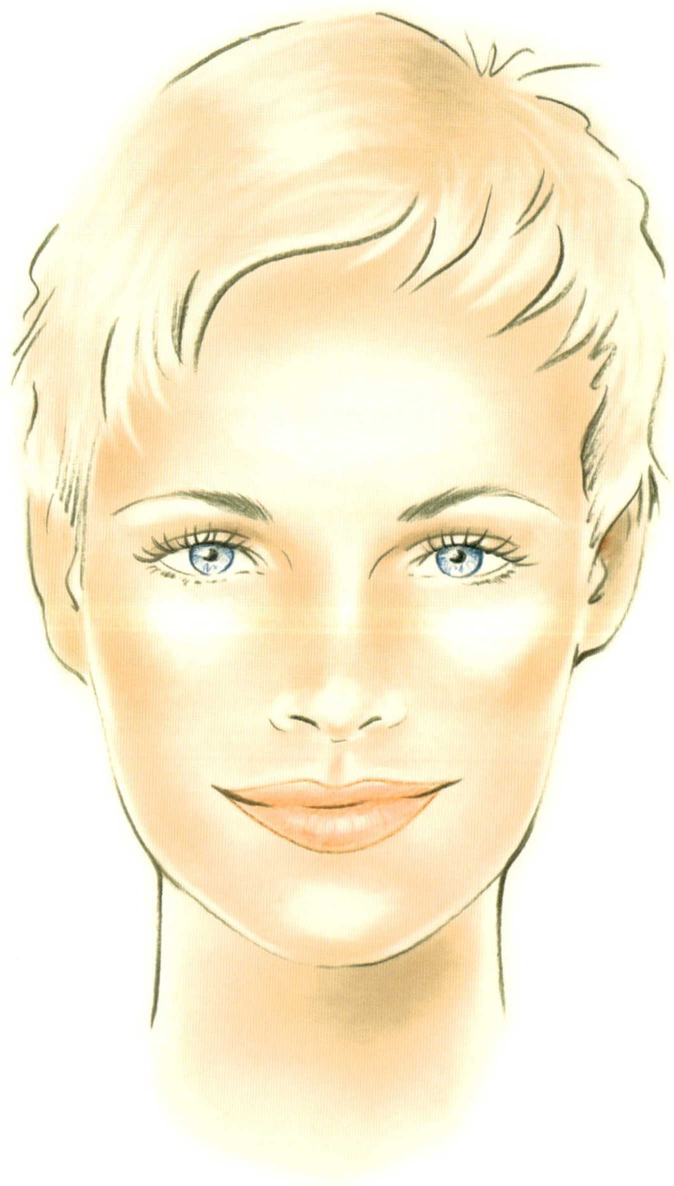

Le visage et ses volumes

Tous les visages ont des volumes, mais aucun n'est semblable : chaque visage a ses volumes, de tailles et de formes différentes. Par exemple, vous avez un grand front bombé, mais votre meilleure amie a un petit front plat... Grâce au maquillage, votre grand front pourra être diminué, et celui de votre amie, agrandi. La toute première chose à faire est donc de prendre le temps de vous étudier. Ce n'est pas nécessaire, pensez-vous ? Détrompez-vous, c'est primordial ! C'est aussi important que prendre les mesures pour un couturier qui voudrait confectionner une robe sans dessiner un patron !
Vous allez ensuite pouvoir jouer avec les volumes de votre visage et faire les modifications, appelées « corrections », que vous souhaitez apporter à votre visage : creuser les joues, affiner le pourtour, agrandir les yeux, remonter l'ensemble des traits, mettre en valeur tout ce qui mérite de l'être et estomper le reste...

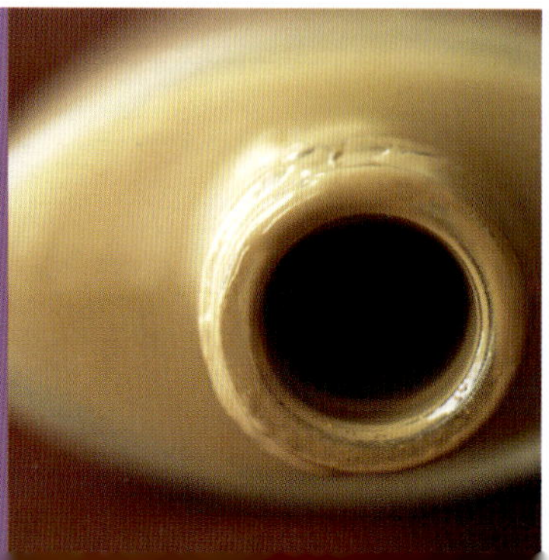

Découvrez les volumes de votre visage...

Amusez-vous à faire rapidement le petit exercice suivant : prenez deux fards gras (fond de teint ou fard correcteur) ou deux fards secs en poudre compacte de deux couleurs différentes, une foncée (marron) et une autre claire (blanche ou ivoire). Posez la couleur claire sur les parties saillantes (front, arcade sourcilière, pointe du menton, haut des pommettes). Que voyez-vous ? Vous constatez que toutes les parties éclairées avec le fard clair ont été mises en relief, en avant, et que, de ce fait, les autres parties sur lesquelles vous n'avez rien mis se trouvent en retrait, moins en évidence.
Conclusion : posez du fard clair sur toutes les parties de votre visage que vous désirez faire ressortir. Par exemple : les arcades sourcilières, le centre du front, le milieu des paupières supérieures pour éclairer le regard, la pointe du menton... En revanche, si vous désirez creuser vos joues ou atténuer le volume de votre nez, appliquez-y un peu de fard foncé.
Mon conseil : *N'oubliez jamais que, quelle que soit la couleur que vous posiez, le clair met en valeur, augmente les volumes, éclaire, tandis que le foncé rend plus discret, diminue les volumes, creuse, estompe.*

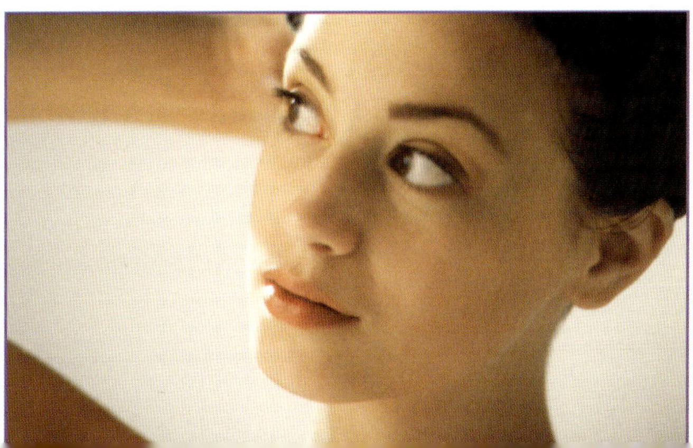

Le fond de teint

En matière de maquillage, le fond de teint est aussi important que la toile pour un peintre. Lorsqu'un peintre commence un tableau, il prépare généralement sa toile à l'aide d'un apprêt pour lui donner une texture homogène. C'est la même chose pour le maquillage, à ceci près que la toile est votre peau. Un fond de teint a plusieurs fonctions : unifier, couvrir, colorer et conférer un fini velouté.

CHOISIR LA COULEUR D'UN FOND DE TEINT

Pour un résultat parfaitement naturel, la couleur du fond de teint doit correspondre à celle de la peau : ton sur ton. Choisissez donc la couleur qui vous semble le plus proche de votre carnation naturelle et testez-la sur la zone située entre votre mâchoire et votre oreille.

MON CONSEIL

Test fond de teint

Ne choisissez jamais la couleur d'un fond de teint en appliquant sur l'intérieur du poignet ou sur le dos de votre main, l'un et l'autre n'ayant pas la même couleur que votre visage. Il est impératif de faire son choix en faisant un test à l'endroit où va être posé le fond de teint, c'est-à-dire le visage.

LES DIFFÉRENTS FONDS DE TEINT

Les textures vont de la plus couvrante à la plus légère ; chacune a sa spécificité. Les fonds de teint peuvent être à base d'eau (pouvoir couvrant léger), à base hydratante avec des éléments hydratants (pouvoir couvrant légèrement supérieur) ou à base de crème (dans ce cas, ils sont plus lourds et plus gras, et leur pouvoir couvrant est important).
Pour choisir un fond de teint, il est important également de tenir compte du grain de la peau. Des pores dilatés évoquant la peau d'une orange, un grain de peau serré, des cicatrices en relief ou en profondeur, des grains de beauté, des défauts de pigmentation, des rougeurs diffuses ou très prononcées ne demandent pas la même qualité de fond de teint. Quelles que soient les imperfections de votre peau, vous devez savoir que le fond de teint le plus perfectionné ne peut pas tout camoufler : une cicatrice profonde ou un bouton très en relief resteront visibles.

Fond de teint fluide
Il est employé pour créer un maquillage léger, transparent. Sa texture n'atténue en rien son pouvoir couvrant ; certains produits fluides couvrent et estompent parfaitement les irrégularités du teint, tout en étant très transparents. La texture fluide convient généralement à toutes les peaux,mais surtout aux peaux très fines.
Pour plus de légèreté et une bonne adhérence à la peau, posez le fond de teint spécifique avec une éponge très légèrement humidifiée. Si vous voulez qu'il couvre un peu plus, n'humidifiez pas votre éponge.
Fond de teint crème en tube ou en boîtier plat
Ce fond de teint a un très bon pouvoir couvrant ; son confort est remarquable et son fini, lumineux. Il est spécialement étudié pour les peaux sèches et sensibles. Posez-le à l'aide d'une éponge légèrement humidifiée.

Fond de teint en stick
Son pouvoir couvrant est modulable, ce qui permet de mieux dissimuler rougeurs, boutons... Autrement dit, il suffit de mettre un peu plus de fond de teint sur les imperfections pour qu'elles soient camouflées presque parfaitement. On peut aussi le poser de façon complètement transparente ; dans ce cas, le fond de teint doit être très étiré.

Fonds de teint et types de peau

Choisissez la formulation de votre fond de teint en fonction du type de votre peau :
• si vous avez la peau grasse, choisissez un fond de teint peu ou pas gras du tout ;
• si vous avez la peau sèche, optez pour un fond de teint hydratant, crémeux ou non ;
• si vous avez une peau normale, prenez un fond de teint pour peaux normales ;
• si vous avez la peau mixte, choisissez de préférence un fond de teint pour peaux normales (il est difficile d'avoir deux fonds de teint, un pour le centre du visage s'il est gras et un autre pour le pourtour sec du visage).
En fonction du type et de l'état de votre peau, le pouvoir couvrant du fond de teint varie :
• si votre peau est sans défaut (pas d'imperfections, de rougeurs diffuses, de boutons), vous pouvez utiliser un fond de teint léger à base d'eau pour unifier votre peau ;
• si votre peau a des imperfections minimes, choisissez un fond de teint légèrement plus couvrant ;
• si votre peau a des imperfections importantes, le plus sûr est d'employer un fond de teint crémeux, en stick par exemple.

Ce fond de teint convient à toutes les peaux, à condition de bien le travailler pour lui donner sa transparence. Posez-le avec une éponge légèrement humidifiée.

Fond de teint voile ou mousse

Il se pose sur des peaux parfaites, sans imperfections, et permet d'obtenir une transparence maximale. Rares sont les personnes pouvant se permettre ce genre de fond de teint, qui se pose avec les doigts.

Fond de teint compact et poudré

Ce fond de teint a un fort pouvoir couvrant ; il est rapide et facile à poser pourvu que la peau ait été bien hydratée auparavant. Il convient à tous les types de peaux, sauf celles dont la texture, très fine, ne supporte pas les produits trop couvrants.

Posez-le avec une éponge légèrement humidifiée.

Quel fond de teint employer par grande chaleur ?

Évidemment, quand il fait 35 °C à l'ombre, on n'a vraiment pas envie de se maquiller ! À moins de passer toute sa journée à se repomponner, rien ne tient correctement, et il est même désagréable de sentir quelque chose sur sa peau. Pourtant, on aimerait bien être nette, ne pas avoir la peau luisante. Je connais des femmes qui mettent du fond de teint même lors des grosses chaleurs, mais elles sont rares.

Si vous voulez teinter légèrement votre visage, je vous conseille d'appliquer un peu de gel teinté sur une peau exempte de gras. Ce gel dépose sur la peau un léger hâle plus vrai que nature, et se retire le soir avec un démaquillant.

Les éponges à fond de teint

La bonne tenue d'un fond de teint dépend en grande partie de sa bonne application. Poser son fond de teint avec les doigts est une garantie de mauvaise tenue et d'irrégularité ! Un fond de teint, qu'il soit fluide, en stick ou en poudre, se pose avec une éponge !

Choisir une éponge

Vous avez le choix entre l'éponge en latex, assez dure, compacte et qui sent le latex, et celle en mousse, beaucoup plus souple et sans odeur désagréable. L'une et l'autre peuvent servir à poser n'importe quel fond de teint.

Les éponges à fond de teint peuvent avoir plusieurs formes : rondes, rectangulaires, carrées ou triangulaires.

MON CONSEIL

Camoufler les taches

Les produits de camouflage s'apparentent aux fonds de teint, mais sont beaucoup plus couvrants et tenaces. Les fonds de teint usuels ne permettent pas de masquer les imperfections importantes, d'une part parce qu'ils ne sont pas assez couvrants, d'autre part parce qu'ils n'accrochent pas sur une peau tuméfiée. En effet, la peau change alors d'aspect, et seuls les produits spéciaux adhèrent correctement et durablement.

Le maquillage de camouflage ne doit pas être confondu avec le maquillage correcteur. Il sert à camoufler les cicatrices diverses, les taches de vin, les taches de vieillesse, les taches de rousseur intempestives, les maladies de peau, les taches de dépigmentation et de pigmentation.

Ces produits, qui résistent à l'eau et à la transpiration, se trouvent dans les parapharmacies et les pharmacies. Leur pose n'est pas facile, car ils sont très épais, mais chaque marque explique dans le détail l'utilisation de son produit. Suivez bien les instructions, et vous n'aurez aucun souci d'application.

MON CONSEIL

Personnellement, je pose toujours une infime quantité de fond de teint sur mon éponge, quelle que soit sa consistance, et je l'applique après l'avoir rapidement chauffé sur le dos de ma main, car j'ai constaté qu'on contrôle mieux la quantité de produit que l'on pose, que ce dernier adhère mieux et qu'il devient beaucoup plus vite transparent que lorsqu'il est d'abord déposé sur le visage et ensuite travaillé.

Pour bien travailler avec une éponge ronde, posez le fond de teint sur une petite partie de l'éponge (et non sur toute la surface), puis appliquez le fond de teint en la tenant serrée entre deux doigts. Si votre éponge est rectangulaire ou triangulaire, travaillez le fond de teint avec un coin seulement.

Entretenir son éponge

Lavez l'éponge chaque jour – cela ne vous prendra que trente secondes – en la faisant tremper quelques instants dans de l'eau savonneuse, puis en la frottant délicatement sur un savon jusqu'à ce que le fond de teint s'en aille. Rincez-la à l'eau claire et faites-la sécher à l'abri de la poussière.

Appliquer le fond de teint

Humidifiez l'éponge, vous mettrez ainsi moins de produit, et l'adhérence sera meilleure. Deux façons de procéder s'offrent à vous :

• posez le fond de teint par petites touches sur le visage, étirez-le de la partie médiane vers l'extérieur du visage, en un mouvement remontant, et lissez-le doucement sans frotter la peau (celle-ci ne doit en aucun cas « bouger » pendant l'application). Les gestes doivent être doux et souples ;

• posez un peu de fond de teint sur l'éponge, puis, chauffez-le en frottant légèrement et rapidement l'éponge sur le dos de votre main, et appliquez-le ensuite sur la peau. Pourquoi chauffer un fond de teint avant de le poser ? Tout simplement parce qu'il s'applique mieux et qu'il adhère alors parfaitement à la peau.

• Travaillez bien le fond de teint en le fondant avec les doigts. Sachez qu'un fond de teint bien chauffé adhère parfaitement et tient toute une journée sans broncher ! C'est le secret d'un teint parfait.

• Faites bien attention à ne pas mettre de fond de teint sur la racine de vos cheveux. Pour éviter ce désagrément, appliquez-le jusqu'à 1 centimètre de la racine des cheveux, puis avec un doigt, faites-le glisser jusqu'aux racines pour qu'il n'y ait pas de démarcation visible.

• Il ne doit pas non plus y avoir de démarcation entre votre visage et votre cou, ce qui n'arrivera pas si la couleur de votre fond de teint est bien choisie, c'est-à-dire ton sur ton ou, éventuellement, un ton plus foncé ou juste un peu plus clair que votre carnation naturelle.

• Pensez à poser du fond de teint sous votre nez et à la base des ailes du nez, des zones qui sont souvent rouges. Si le fond de teint ne suffit pas à estomper la rougeur, posez-y un peu d'anticerne.

• Appliquez soigneusement le fond de teint sur toute la paupière, et en particulier aux coins internes et externes des yeux. Il est essentiel de maquiller ces endroits, car ils sont en général plus sombres que le reste du visage.

• Étirez bien le fond de teint aux commissures des lèvres pour éviter que, dans la journée, il ne se mette en petits paquets. La plupart des femmes négligent cet endroit-là et, de ce fait, la peau n'y est pas de la même couleur que le reste du visage. Parfois même, le fond de teint forme de petits tas juste aux coins des lèvres, ce qui est vraiment disgracieux !

• Posez très peu de fond de teint sous les yeux, en particulier si vous avez de petites ridules ; trop d'épaisseur les accentuerait. Posez le fond de teint avec l'éponge et lissez-le doucement avec un doigt jusqu'à obtenir la transparence.

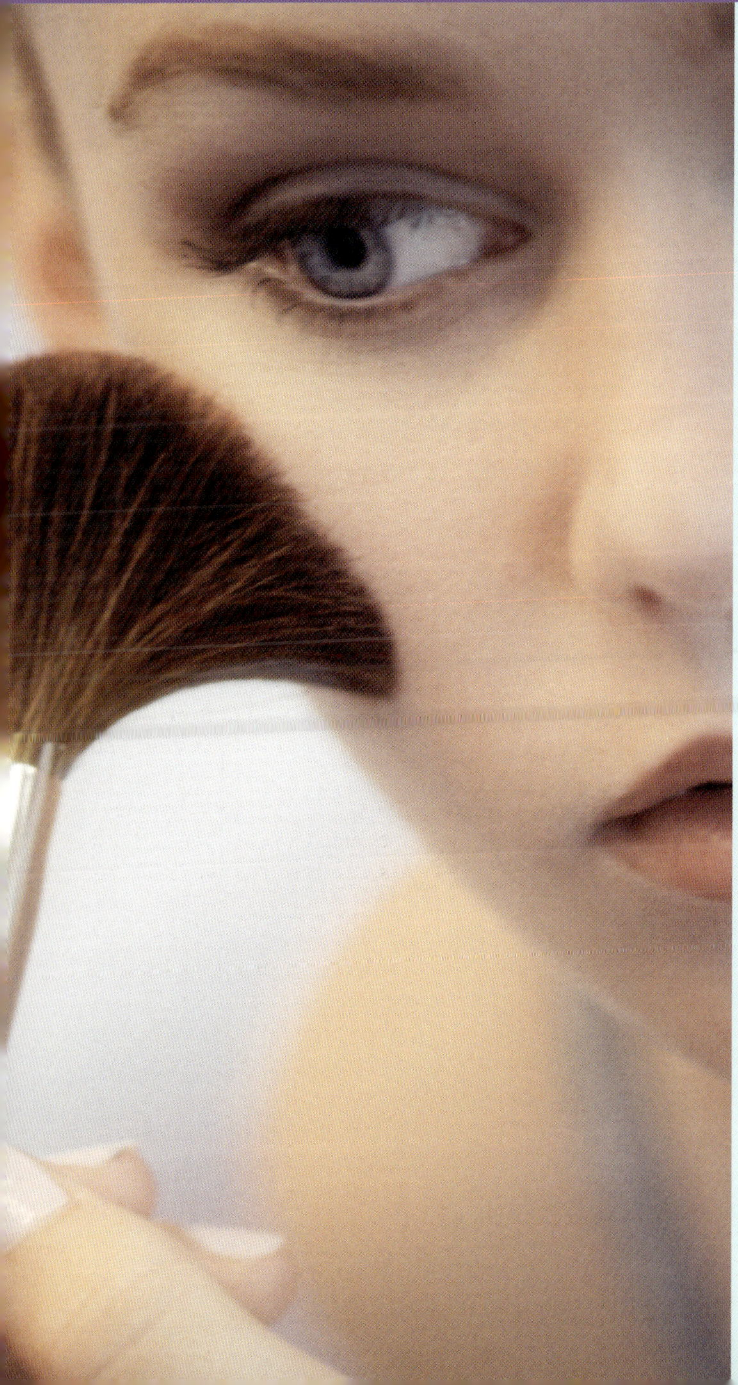

FOND DE TEINT, CRÈME TEINTÉE, BLUSH ET POUDRE BRONZANTE

Ces produits sont souvent confondus, aussi une petite mise au point est-elle nécessaire.

Un fond de teint sert à unifier le teint en estompant les petites irrégularités que nous avons toutes : rougeurs, couperose, dépigmentation (taches blanches), pigmentation (taches brunes)... Comme il ne sert qu'à unifier, sa couleur doit être la même que celle de votre carnation naturelle, éventuellement un ton plus clair ou un ton plus foncé.

On ne se donne pas bonne mine avec un fond de teint, on se donne bonne mine avec du blush.

De même, on ne se bronze pas avec un fond de teint, on se bronze avec une poudre compacte dite « bronzante ». Cette dernière se pose par-dessus le fond de teint. Ayez la main légère : il suffit d'un voile de poudre bronzante et non d'une couche épaisse, qui empâterait les traits et durcirait tout le visage !

La crème teintée sert à colorer le teint. Elle ne peut être employée que par les personnes dotées d'une peau parfaite, car, si elle colore le teint, elle ne camoufle rien du tout puisqu'elle est transparente. C'est une crème hydratante dans laquelle ont été introduits des pigments colorés, ce qui veut dire qu'elle n'a ni le pouvoir couvrant ni les propriétés d'un fond de teint.

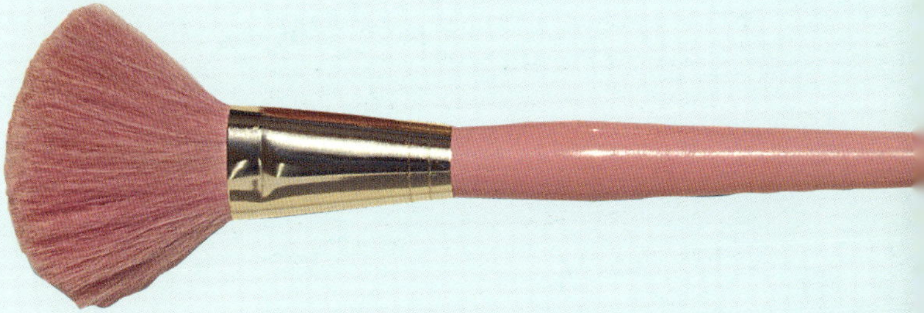

Quelques clichés à oublier

• *Le fond de teint bouche les pores… Non, les émulsions actuelles sont hyper légères.*
• *Le fond de teint, c'est épais… Certains fonds de teint, ceux en stick, par exemple, peuvent paraître épais, mais, une fois posés, ils ne le sont pas ; il suffit de les appliquer avec une éponge humidifiée et de bien les étirer sur la peau. Mes clientes me disent toujours que je ne mets pas de fond de teint, or j'en mets tous les jours, même en été ! Je prends simplement le temps de bien le travailler sur ma peau jusqu'à obtenir une parfaite transparence.*
• *Le fond de teint, ça tire… Non, c'est faux. Si votre peau tiraille, c'est que vous l'hydratez mal ou que votre fond de teint ne vous convient pas.*
• *Le fond de teint, ça fait briller la peau… Faux, c'est vraisemblablement votre manière de le poser qui n'est pas bonne. C'est peut-être aussi parce que votre peau est mal entretenue, ou que vous posez votre fond de teint sur une peau suintante de crème hydratante, ou encore que la texture du fond de teint n'est pas adaptée à votre épiderme.*

ASTUCES

Tentez de corriger votre teint avec un correcteur jaune ; mettez-en très peu et progressivement. D'après mon expérience, les rougeurs diffuses de moindre importance peuvent être parfaitement estompées avec un fond de teint de pouvoir couvrant moyen.

Les correcteurs de teint

Les correcteurs de teint sont des produits dont le but est de modifier la couleur de la carnation naturelle. Ils s'appliquent à l'éponge, sur le visage entier ou seulement sur les parties que vous désirez modifier. N'en posez qu'une infime quantité pour ne pas créer d'épaisseur sur la peau avant la pose du fond de teint.

Ma technique : *pour contrôler que l'imperfection est bien cachée et être certaine que le fond de teint que je vais poser par-dessus ne sera pas dénaturé, j'applique en premier le fard correcteur, puis je le recouvre du fond de teint, et enfin je poudre l'ensemble ; le tout doit être très léger et complètement transparent.*

Pour obtenir un bon effet, il faut appliquer la couleur complémentaire (donc opposée) sur la partie à modifier.
Le vert (opposé au rouge) sert à atténuer les rougeurs de la couperose et celles des peaux irritées, ou les cernes rougeâtres. Essayez de vous en passer, car son emploi n'est pas facile ; si par malheur vous en mettez trop, vous aurez un teint maladif !
Le lavande (opposé au jaune) s'utilise sur les peaux à dominante jaune pour les éclaircir, ou bien pour atténuer ou unifier un bronzage excessif.
Le jaune (opposé au violet) s'utilise sur les teints grisâtres qui ont un reflet bleuté, pour leur redonner de la luminosité. Il sert également à atténuer les cernes bleu violacé.
Le rose (opposé au vert) sert à animer, à illuminer les peaux ternes manquant d'éclat. Il sert aussi à atténuer les cernes gris si vous avez le teint pâle.
L'orange (opposé au bleu) s'emploie pour donner de l'éclat aux peaux métissées ou méditerranéennes. Il peut également atténuer des cernes bleu-noir sur une peau mate.

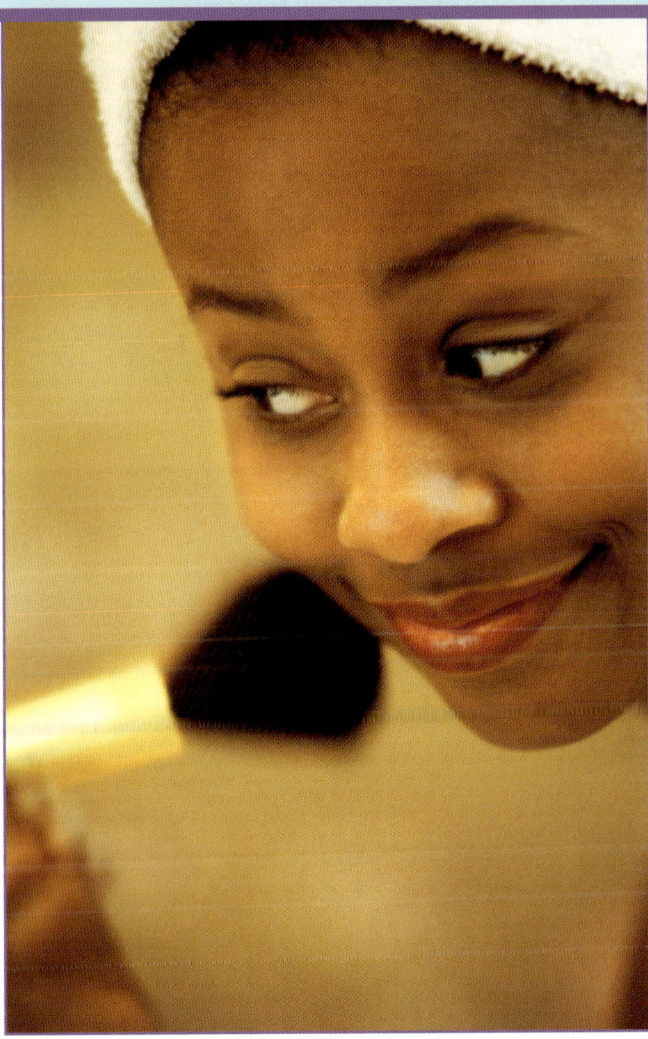

LES CORRECTIONS DU VISAGE

En début de chapitre, vous avez découvert le jeu des ombres et des lumières grâce auxquelles vous allez pouvoir modeler votre visage à votre guise. N'oubliez jamais les deux principes de base, car ce sont eux qui vont vous permettre de sculpter votre visage et d'adoucir vos traits.
Les corrections peuvent être faites soit avec une poudre compacte foncée, qui sera alors appliquée sur le visage préalablement poudré à l'aide d'une poudre libre, soit avec un fard gras foncé, et, dans ce cas, le fard correcteur sera appliqué par-dessus le fond de teint et avant de mettre la poudre libre.
Pour que les corrections ne se voient pas mais se perçoivent, il suffit de les faire avec un fard de trois ou quatre tons plus foncé ou plus clair que votre carnation. Si, par exemple vous désirez estomper une partie de votre visage et que votre fond de teint est ivoire ou doré, utilisez un fond de teint ou une poudre compacte marron clair, genre « terre de soleil ». Au contraire, si vous voulez mettre en valeur une partie de votre visage et que votre fond de teint est ivoire ou doré, faites vos modifications avec du blanc ou un beige extrêmement clair.
Selon les fards que vous employez, l'ordre de pose diffère :
- *Fond de teint ▸ Anticerne ▸ Poudre libre ▸ Fard correcteur en poudre compacte*
- *Fond de teint ▸ Anticerne ▸ Fard correcteur gras ▸ Poudre libre*

Le bleu (opposé à l'orange) s'utilise sur les rougeurs diffuses des teints bronzés. Il peut également être employé pour diminuer les rougeurs des peaux de blondes.
Le blanc sert à éclairer le teint. Il peut aussi être mélangé à une couleur ; on obtient alors une nuance correctrice plus claire.

QUE PEUT-ON FAIRE AVEC LES FARDS CORRECTEURS ?

Il est possible de faire beaucoup de choses avec ces fards, pourvu qu'ils soient appliqués aux bons endroits et avec parcimonie. Il suffit de très peu de couleur pour modifier un volume ou une expression. Ayez donc toujours la main légère, et pensez que les corrections ne doivent pas se voir mais se percevoir, ce qui n'est pas du tout la même chose !

Qu'il s'agisse de poser du foncé ou du clair, la technique d'application est la même. Posez la couleur sur la partie à modifier et estompez-la bien.

Avec du fard foncé

La manière la plus simple et la plus rapide de poser un fard correcteur est d'appliquer votre fond de teint en premier, puis de poudrer le visage et enfin de poser le foncé ou le clair.

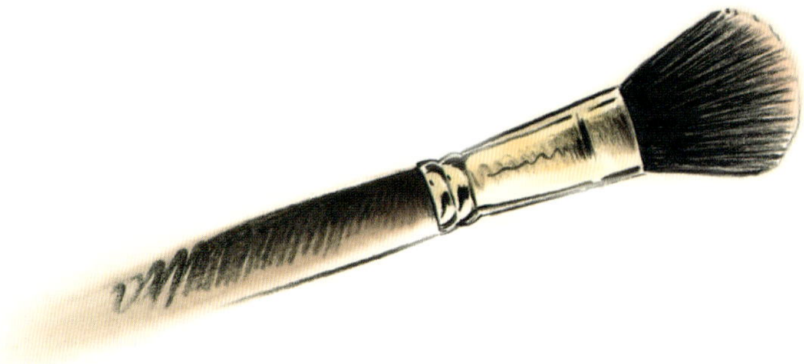

AVEC DU FARD FONCÉ

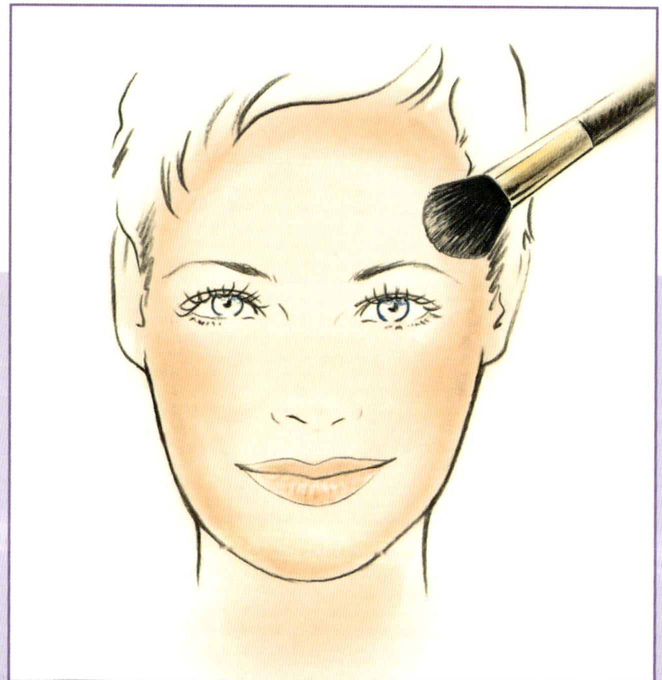

Affiner le visage

Modeler son visage peut se faire à n'importe quel âge, il suffit de bien doser la couleur du fard utilisé. Une jeune fille ou une jeune femme peuvent se permettre de modeler nettement leur visage par une couleur relativement foncée, car elles n'ont pas de marques du temps ; les femmes d'âge mûr, quant à elles, doivent travailler avec plus de retenue. Pour affiner votre visage, posez du foncé sur tout le pourtour de votre visage et fondez-le bien.

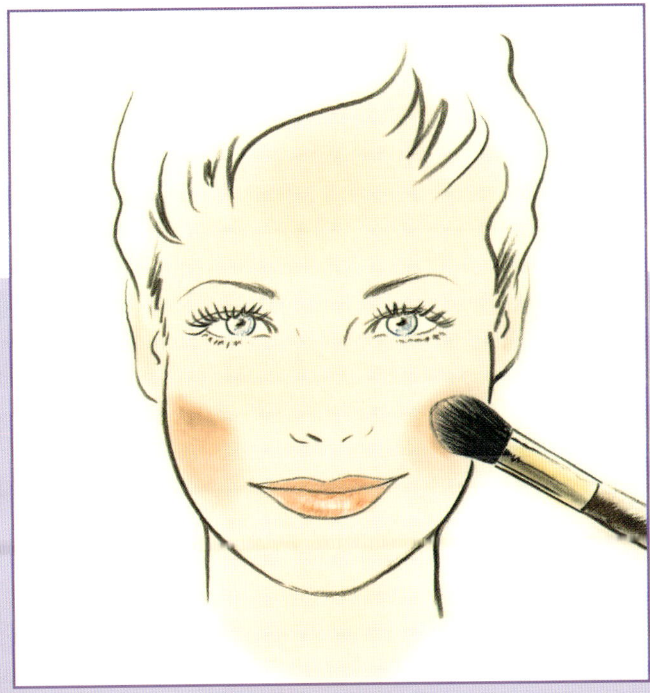

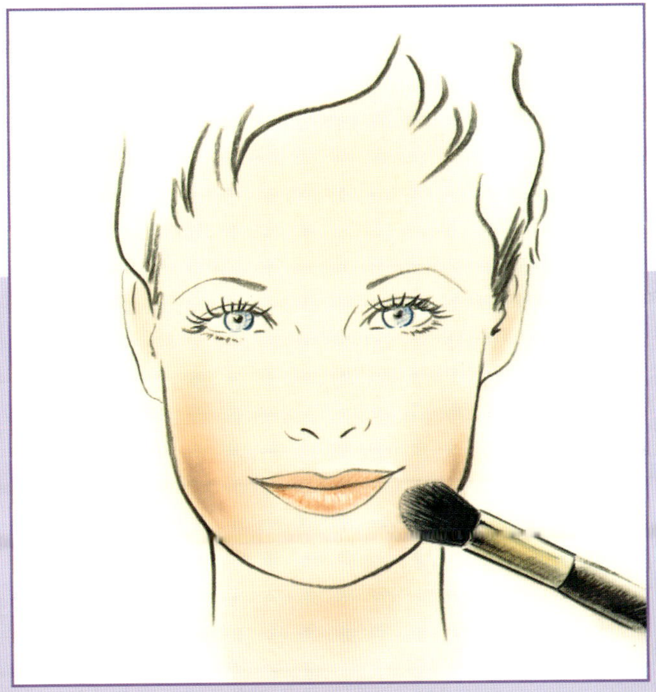

Creuser les joues

Leurs joues rondes agacent souvent les jeunes filles, qui rêvent de les avoir creuses. Selon leur morphologie, certaines arrivent à les creuser. Mais il faut savoir que, si vous avez les joues rebondies, il ne sera pas possible de vraiment les creuser sans que cela se voie ; vous pourrez atténuer leur rondeur en y posant un peu de poudre compacte plus foncée que votre carnation naturelle. Si, en revanche, vos joues ne sont pas très rondes, il est facile de les creuser. Posez du foncé sous l'os malaire et dégradez-le vers le bas. Fondez-le bien sur la peau.

Estomper des maxillaires trop larges

Des maxillaires trop carrés peuvent durcir un visage très mince avec des joues creuses. Il est préférable de les estomper pour redonner ainsi un peu de douceur à l'ensemble du visage. Posez le foncé largement et non pas juste sur la pointe des maxillaires, et estompez-le.

AVEC DU FARD FONCÉ

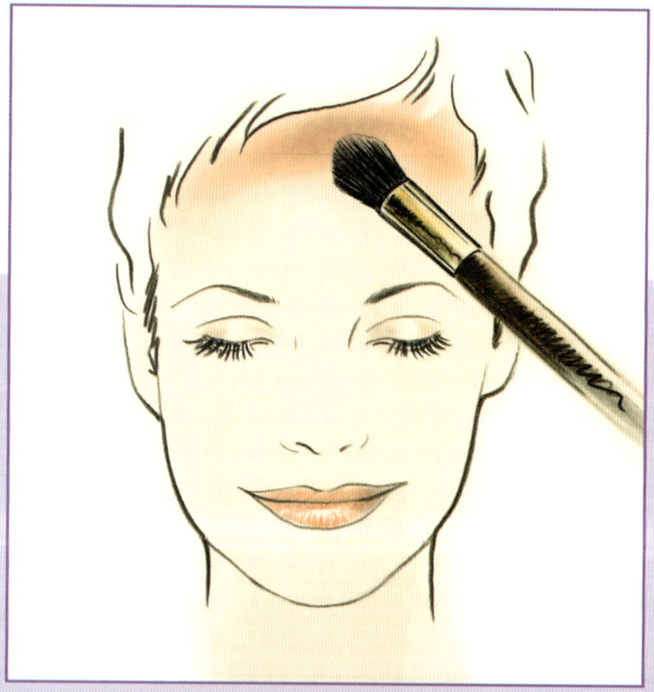

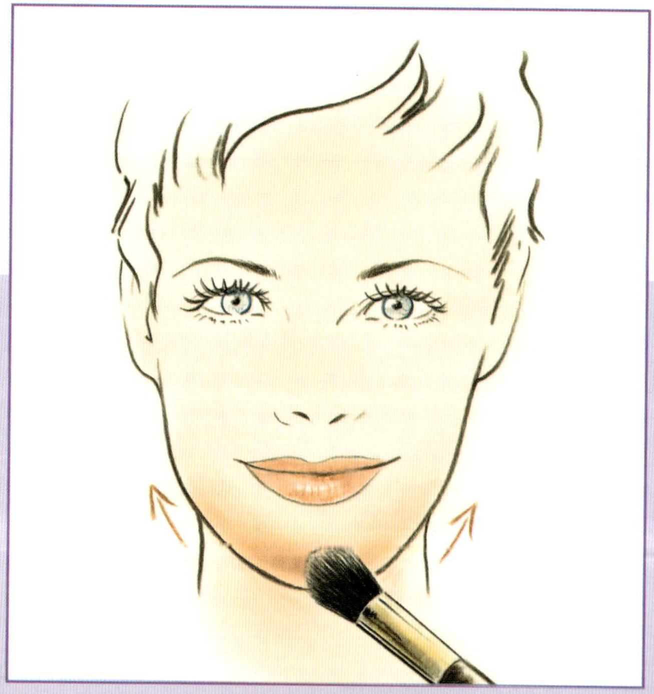

Rabaisser le front

Un front trop grand ou trop haut peut parfois nuire à l'équilibre du visage, car il prend trop d'importance et fait parfois paraître les yeux un peu petits. Il est facile de le rééquilibrer : posez du foncé à la racine des cheveux et estompez-le en descendant la couleur plus ou moins bas sur le front.

Amincir ou raccourcir le menton

Un menton large donne une impression de lourdeur à l'ensemble du visage. Il est nécessaire de l'alléger. Posez le foncé sur la pointe du menton pour le raccourcir, et remontez très légèrement sur les maxillaires et les joues si vous voulez l'amincir.

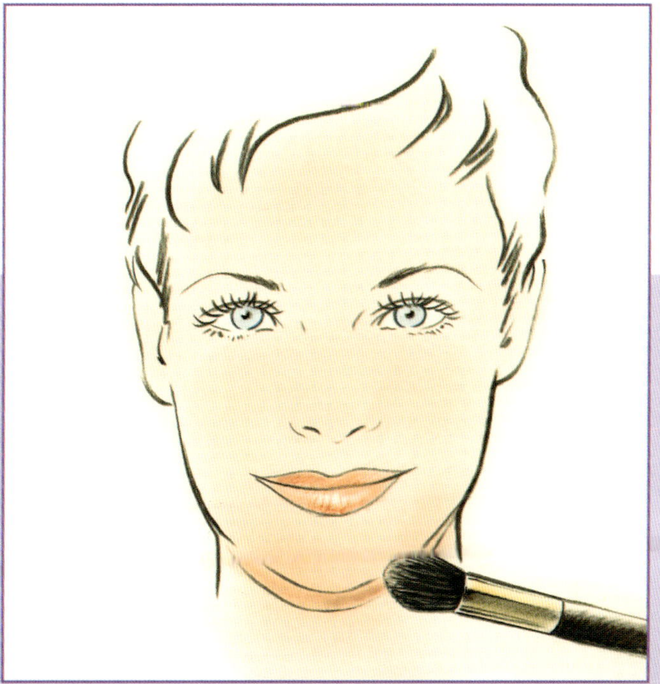

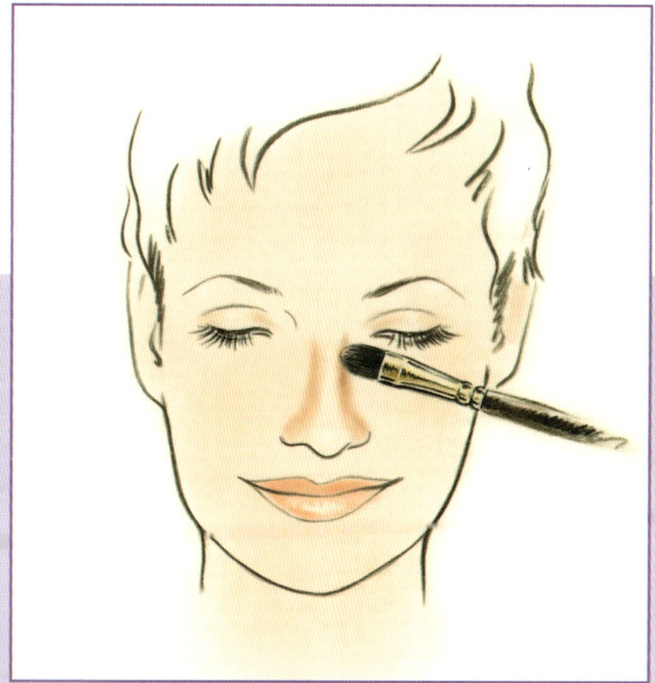

Atténuer le double menton

Le double menton grossit l'ensemble du visage ; il l'empâte, et c'est dommage. Il faut l'estomper. Pour ne pas salir le col de votre chemisier, pensez à utiliser un gel coloré sans transfert plutôt qu'un fond de teint, ce dernier ayant toujours, quoiqu'on dise, un petit transfert. Posez un peu de foncé sur tout le double menton, en faisant bien attention à ce qu'il n'y ait aucune démarcation entre le double menton et le bas du visage. Fondez bien cette couleur sur la peau.

Affiner ou raccourcir le nez

Un nez trop épaté ou arrondi élargit l'ensemble du visage ; il est bien de l'affiner. Posez le foncé de chaque côté et tout du long de l'arête du nez. Fondez bien la couleur.

Un nez trop long est, dit-on, un signe de caractère affirmé ! Si, malgré cela, vous avez envie de raccourcir le votre, c'est rapide et très simple : posez un peu de fard foncé sur le bout de votre nez et estompez-le bien.

AVEC DU FARD CLAIR

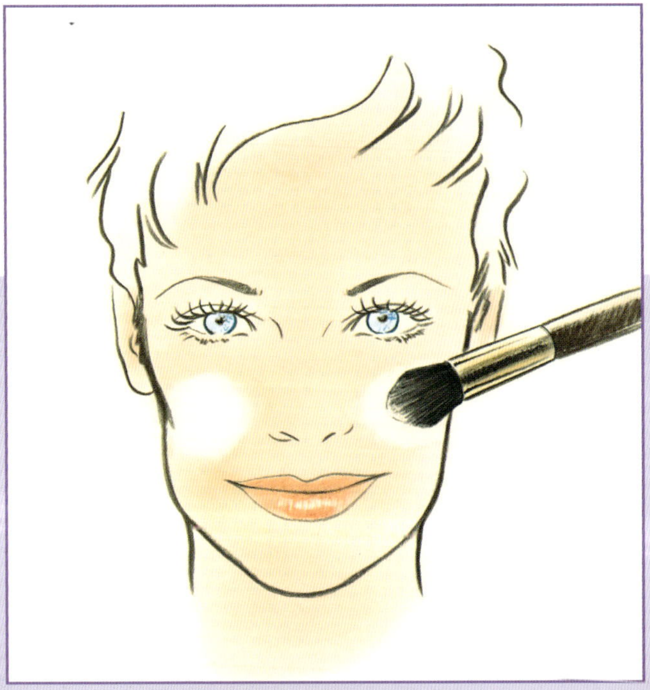

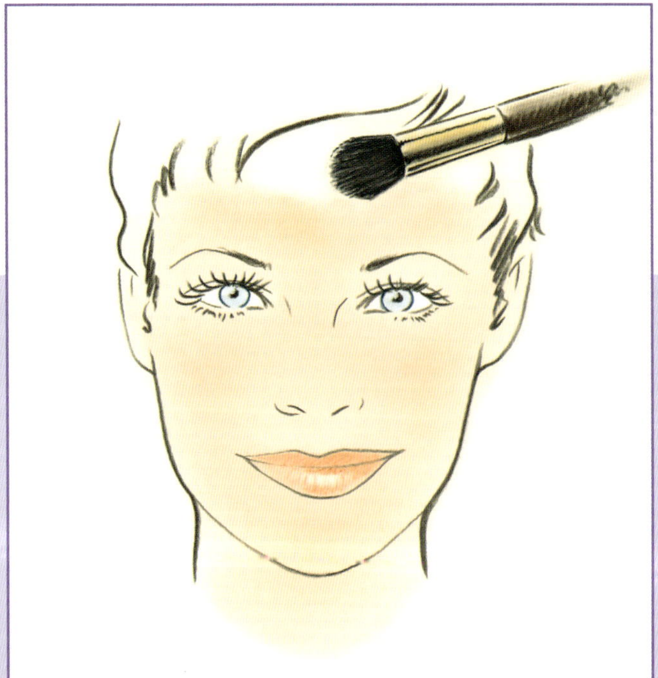

Arrondir des joues trop creuses

Les joues trop creusées vieillissent immanquablement ; nous rêvons donc de les arrondir. Pour regonfler le creux, posez en arrondi le fard clair sur la partie creuse et débordez largement sur le reste de la joue. Estompez bien, poudrez à la poudre libre et terminez en posant votre fard à joues assez haut sur vos pommettes. Souriez-vous et appliquez la couleur sur le saillant en descendant un peu sur la joue, puis fondez-la bien.

Agrandir un front trop petit

Un front trop bas déséquilibre l'ensemble du visage au même titre qu'un trop grand front. Certaines femmes règlent le problème par une frange qui leur descend jusqu'aux yeux. C'est une bonne idée, mais cela ne convient pas à tout le monde. Posez du clair à la racine des cheveux en descendant aux trois quarts du front, puis estompez bien. Par illusion optique, la couleur claire agrandira nettement votre front.

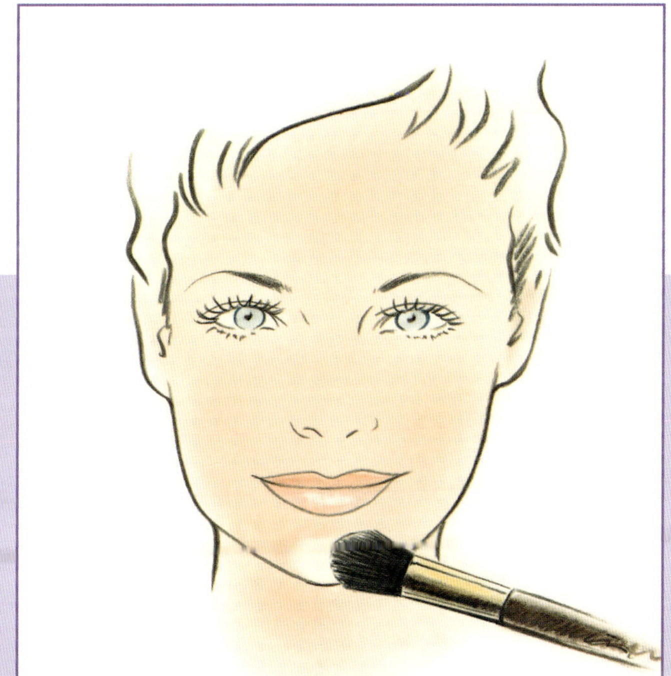

Donner du volume au menton

Un menton trop petit ou une absence de menton donne une impression de manque de personnalité à l'ensemble du visage. Il faut essayer de rétablir la situation en lui redonnant une présence. Posez du clair sur la pointe du menton.

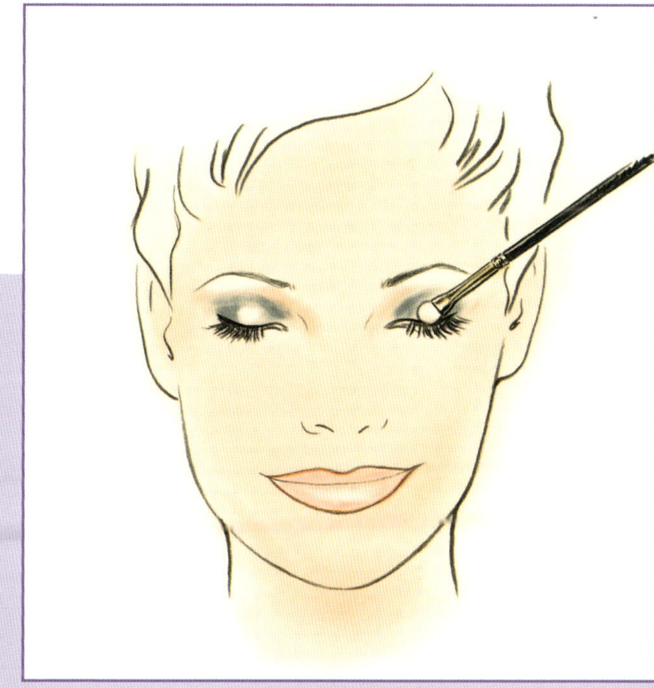

Éclairer le regard

Tout le monde a intérêt à éclairer son regard. C'est possible et très facile, même si vous ne souhaitez pas maquiller les paupières : vous pouvez parfaitement vous contenter de donner un coup de lumière. Posez du clair au centre de la paupière supérieure et sous le sourcil.

L'anticerne

L'anticerne est une arme magique et indispensable à posséder, que je mets au premier rang de tous mes produits de maquillage. Sans lui, il n'y a pas de maquillage réussi. Ce produit peut estomper cernes et poches sous les yeux ; il sert aussi à camoufler boutons, rougeurs, taches et couperose. Je constate cependant que nombre d'entre vous le boudent parce que vous n'en voyez pas l'utilité... bien que vous vous plaigniez souvent d'avoir des cernes marqués ! Pour être certaine de pouvoir camoufler ce que vous voulez, ayez deux anticernes sous la main : le premier d'un ton plus clair que votre carnation ; le second du même ton.

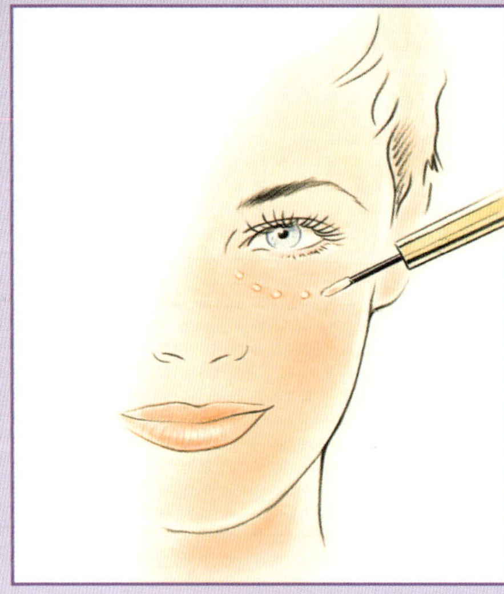

Cernes
Appliquez l'anticerne dans le fond du cerne et fondez-le à la peau.

JE NE METS PAS DE FOND DE TEINT

Il est difficile de poser de l'anticerne sans ajouter une once de fond de teint, car il risquerait de se voir. Pour être certaine qu'il ne se remarquera pas, déposez un soupçon de fond de teint sur l'ensemble de votre visage avant d'appliquer l'anticerne, puis fondez bien les deux avec un doigt. Vous ne verrez même pas l'anticerne et ne le sentirez pas, mais votre visage sera plus éclatant ! Si, toutefois, vous détestez vraiment le fond de teint, contentez-vous de mettre un peu de poudre compacte par-dessus l'anticerne.

PRÉSENTATION

L'anticerne en applicateur mousse offre une texture souple et se fond bien à la peau, mais il s'estompe vite. Le produit est très rapidement absorbé par la peau. La mine de l'anticerne en crayon est mi-grasse et assez couvrante. La texture de l'anticerne en petit godet est assez semblable à celle du fond de teint, et assez couvrante tout en étant souple. C'est ma préférée.

POSER L'ANTICERNE

Quelle que soit la texture que vous choisissiez, la pose s'effectue de la même façon. Vous pouvez appliquer votre anticerne avant de poser votre fond de teint ou par-dessus ce dernier. Dans le premier cas, vous en mettrez plus puisque le cerne n'a été

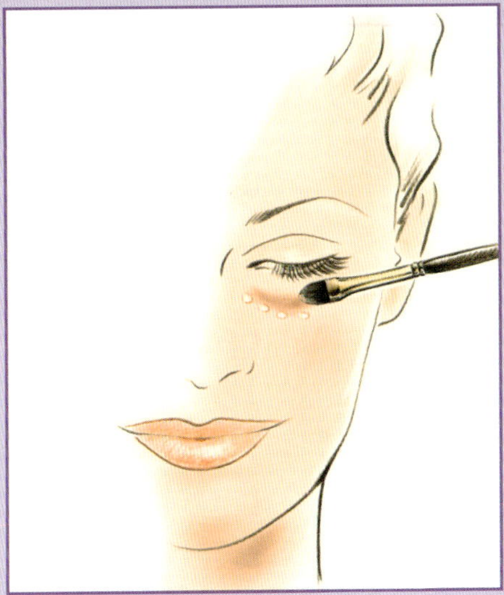

Poches sous les yeux
Posez l'anticerne clair dans le creux situé sous la poche (pour lui redonner du volume, le rendre moins creux), et l'anticerne plus foncé sur la rondeur de la poche. Appliquez le fond de teint sur tout le visage, poches comprises.

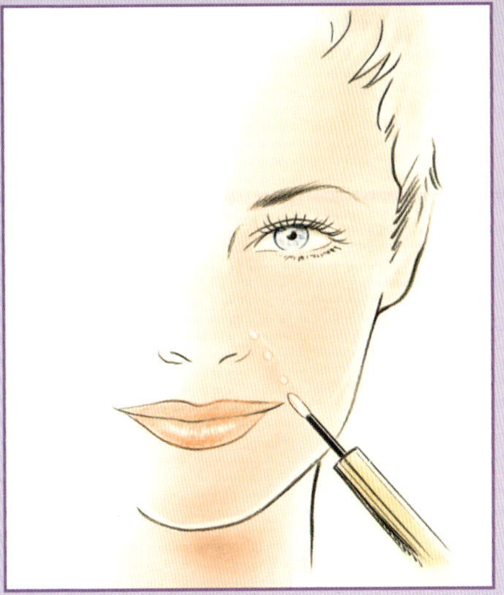

Sillons naso-géniens
Posez un peu d'anticerne dans le fond du sillon et fondez-le à la peau. Pour les rides, procédez de la même manière. Pour camoufler les rougeurs et la couperose, mettez dessus un peu d'anticerne et estompez soigneusement celui-ci.

camouflé par aucun produit ; dans le second, en revanche, le fond de teint ayant déjà bien estompé le cerne, vous mettrez moins d'anticerne.

ASTUCE

Posez l'anticerne par-dessus le fond de teint, son adhérence sera meilleure et il se fondra mieux à la peau.

QUELLE COULEUR CHOISIR ?

Un bon anticerne ne devant pas se voir, il doit être du même ton que votre carnation si le cerne, n'est pas trop profond. Il faut absolument éviter de mettre un anticerne trop clair, qui non seulement ne camoufle pas le cerne, mais en plus l'accentue.
Si vous avez des poches sous les yeux, vous aurez besoin de deux anticernes. Le premier, d'un ton plus clair que votre teint, se pose dans le creux du cerne. Le second, d'un ton plus foncé que votre carnation, s'applique sur le renflement de la poche pour l'aplatir.

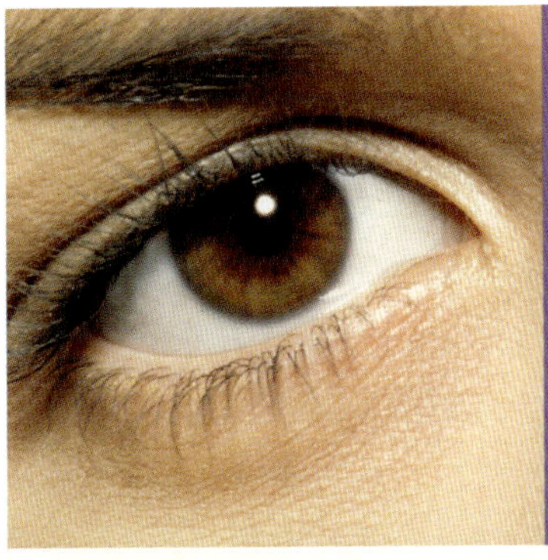

Poudres libres et poudres compactes

Quoi que vous en pensiez ou ayez entendu dire contre la poudre libre, soyez certaine qu'elle joue un rôle essentiel dans la réalisation d'un maquillage. Il ne peut y avoir de maquillage parfait sans elle, car elle absorbe toute humidité ou trace de gras du visage. En même temps, elle supprime les brillances, unifie la peau, la veloute et la prépare à recevoir les différents fards (à paupières, à joues), qui ont impérativement besoin d'être posés sur une peau exempte d'humidité ou de gras ; elle sert donc à fixer le maquillage.

POSER LA POUDRE LIBRE

Pour plus d'efficacité, la poudre libre s'applique avec une houppette, et non un pinceau. Pourquoi ? Parce que la houppette contribue à l'adhérence de la poudre sur la peau, alors que le pinceau ne fait que la déposer. La houppette permet à la poudre d'absorber toutes les traces de gras ou d'humidité laissées par le fond de teint, par l'anticerne ou par n'importe quel autre fard déposé avant. Il est faux de croire qu'en utilisant une houppette on dépose plus de poudre qu'avec un pinceau : tout est une question de dosage.

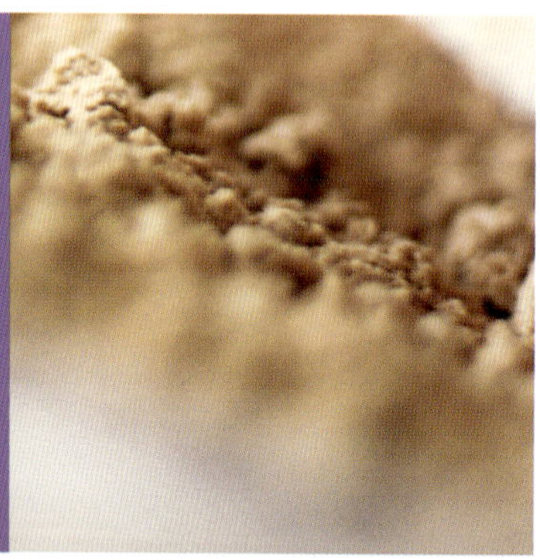

OÙ POUDRER ?

Prélevez un peu de poudre et appliquez-la par petites pressions sur l'ensemble de votre visage, puis lissez la poudre en glissant la houppette sur tout le visage, paupières comprises, dans un mouvement continu.
Recommencez l'opération jusqu'à obtenir une peau parfaitement poudrée.
Outre l'ensemble du visage, il est important de poudrer soigneusement les zones suivantes :
• coins internes et externes des yeux ;
• paupières supérieures ;
• racine des cils inférieurs et supérieurs ;
• ailes du nez ;
• commissures des lèvres.

POSER LA POUDRE COMPACTE

La poudre compacte s'applique avec un pinceau à poudre, ou encore avec un pinceau à blush. Elle a plusieurs fonctions :
• se substituer au fond de teint dans certains cas ;
• unifier votre teint si vous ne mettez pas de fond de teint ;
• faire des petits raccords de poudrage dans la journée.
Il est préférable, pour la transparence du teint et la bonne tenue du maquillage, de ne jamais poudrer le visage avec une poudre compacte lors du maquillage initial, parce que la poudre compacte est plus épaisse et plus onctueuse que la poudre libre, et que, de ce fait, le poudrage sera plus épais.
Votre visage risquerait alors de ressembler à un masque si vous vous repoudrez dans la journée.
Pour ne déposer qu'un voile de poudre, utilisez de préférence un pinceau à poudre. Si vous vous servez néanmoins d'une houppette, faites attention à ne pas mettre trop de poudre.

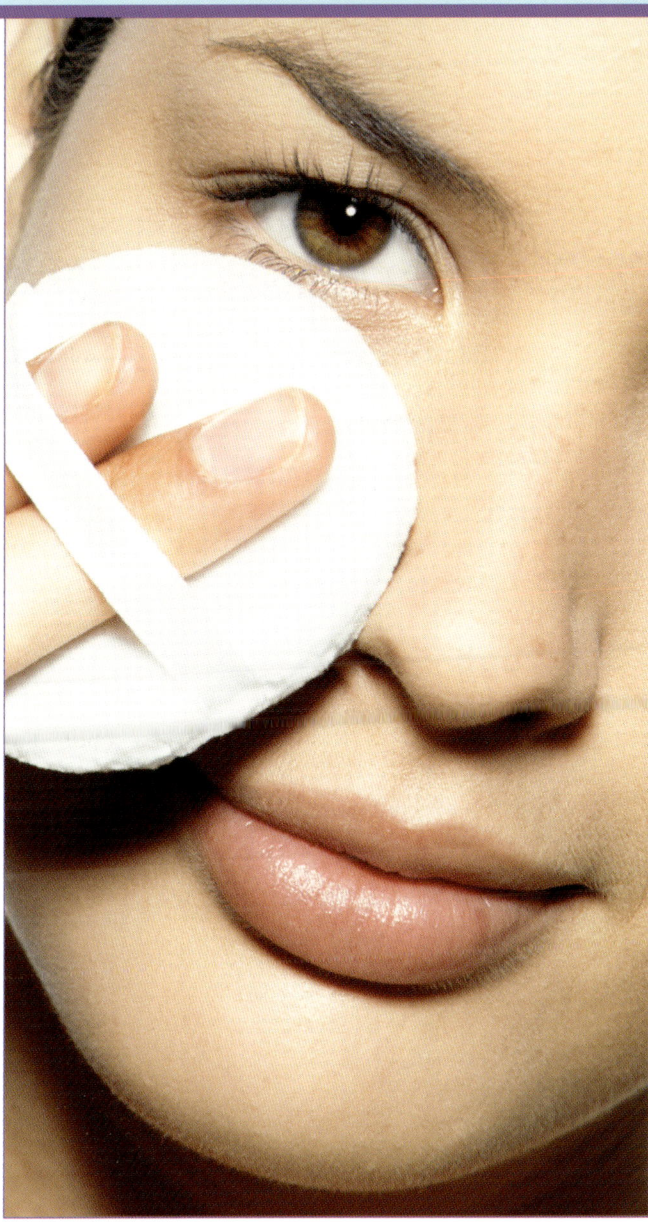

Bien poudrer

Prélevez très peu de poudre, car il vaut mieux avoir à en remettre que d'avoir une peau trop poudrée. Poudrer ne veut pas dire enfariner la peau ! Un bon poudrage laisse la peau complètement transparente, mais, si par mégarde vous avez mis un peu trop de poudre, ce n'est pas grave ! Humidifiez un mouchoir en papier et appliquez-le une ou deux secondes sur votre visage. Le surplus de poudre sera comme envolé ! Ne vous est-il jamais arrivé d'admirer la peau parfaite et veloutée d'une comédienne de cinéma ? Eh bien voilà, je viens de vous en livrer le secret !

Nuancer

Personnellement, je choisis toujours une poudre libre transparente incolore, qui laisse la peau intacte mais absorbe les brillances indésirables, mais n'hésitez pas à utiliser des poudres teintées pour nuancer votre teint. Elles se posent en fin de maquillage, au pinceau à poudre, et avec parcimonie.

QUELLE COULEUR CHOISIR ?

Si vous avez la peau claire ou moyennement claire, choisissez une poudre translucide neutre ou beige naturel.
Si votre peau est mate, optez pour une poudre légèrement dorée.
• Le violet rehausse une carnation cireuse ou jaune.
• Le vert atténue les rougeurs ou un teint rubicond.
• Le pêche rend le teint plus radieux.
• Le blanc illumine le teint.

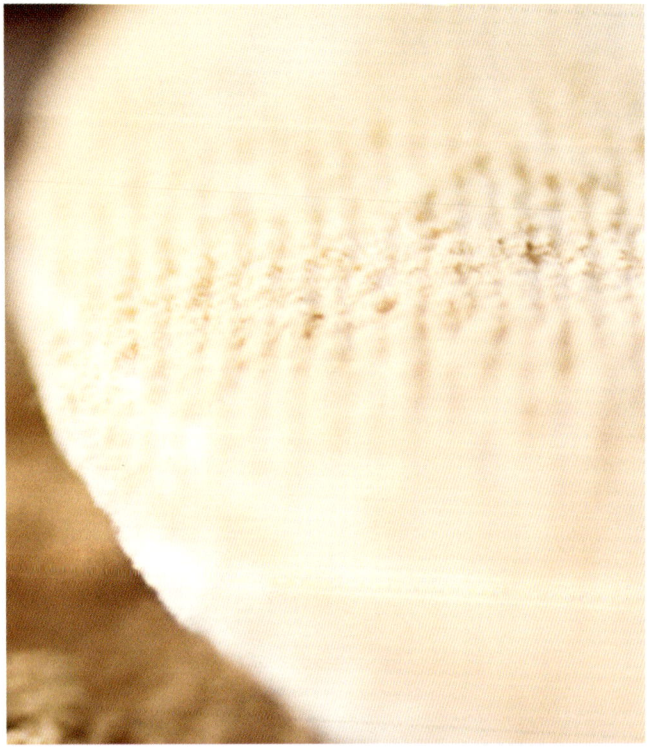

MON ASTUCE

Je me sers du blush en poudre le soir, car je trouve que cela donne un certain modelé soyeux que j'affectionne ; dans la journée, je pose plutôt un blush en crème (surtout si la peau est ridée ou déshydratée, car cela lui donne un aspect hydraté et sain), que je travaille rapidement du bout des doigts sur la peau jusqu'à ce qu'il devienne transparent.

HOUPPETTE ET GROS PINCEAU À POUDRE

Houppette ou pinceau ? Les deux sont utiles : appliquée à la houppette plutôt qu'au pinceau, la poudre libre tient mieux, le résultat est meilleur, la peau est plus veloutée et pour plus longtemps ; le pinceau, lui, est indispensable pour poser la poudre compacte et effectuer des raccords dans la journée.

La houppette

Elle doit être en coton, et d'un diamètre d'au moins 5 centimètres pour plus de commodité.
Posez délicatement la houppette dans la poudre pour ne pas faire voler cette dernière partout. Fixez la poudre en pressant la houppette sur le dos de votre main, puis appliquez-la par petites pressions. Faites-là glisser sur la peau en allant de la partie médiane du visage vers l'extérieur. Travaillez bien régulièrement, en prenant garde à ne pas tirer sur la peau. La houppette doit effleurer le visage.
Pour éviter les bactéries, lavez la houppette à l'eau savonneuse tous les deux jours. Rincez-la bien et serrez-la fort dans une serviette éponge, puis faites-la sécher à plat sur une serviette.

Le pinceau à poudre

Il est parfait pour appliquer la poudre compacte et effectuer des raccords dans la journée. S'il peut éventuellement servir à poser la poudre libre, le pinceau n'est cependant pas l'idéal pour cette opération, car il ne fait que déposer la poudre très superficiellement. Celle-ci n'accroche pas et, de ce fait, elle ne rend la peau mate que pour très peu de temps et ne la veloute absolument pas ; la peau brille dans le quart d'heure qui suit l'application.
Balayez la poudre sur tout votre visage, de la partie médiane vers l'extérieur.
Pensez à laver le pinceau tous les trois jours ou, du moins, essuyez-le sur un mouchoir en papier humecté d'alcool, qui viendra à bout des bactéries.

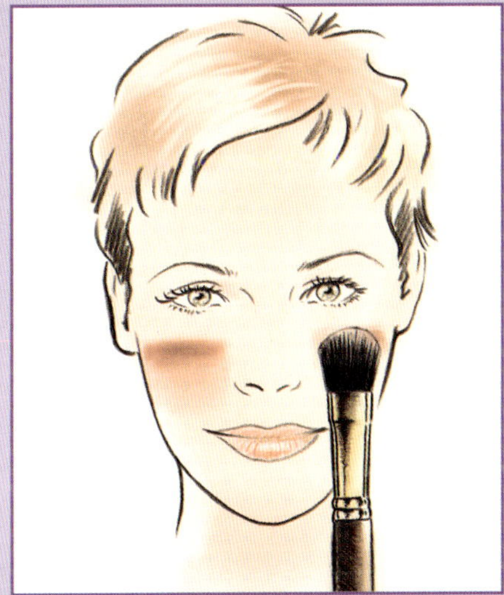

Un visage long ou étroit *semblera plus large si le blush est posé horizontalement au niveau des pommettes et si la couleur est appliquée sur les pommettes et sur les joues.*

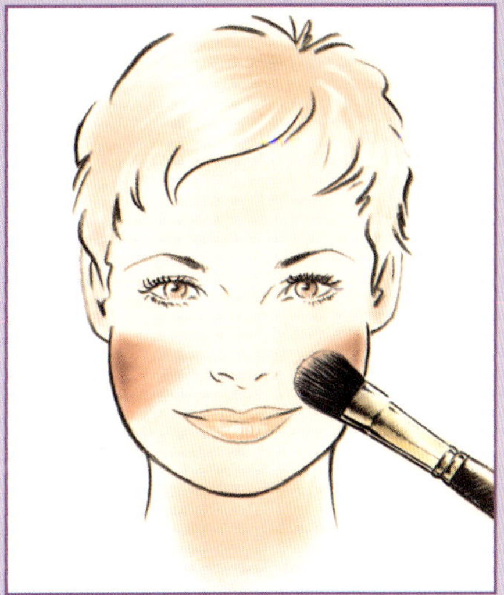

Un visage court ou rond *sera allongé grâce à une pose en triangle, la pointe du triangle se trouvant au milieu de la joue et estompé au niveau des oreilles.*

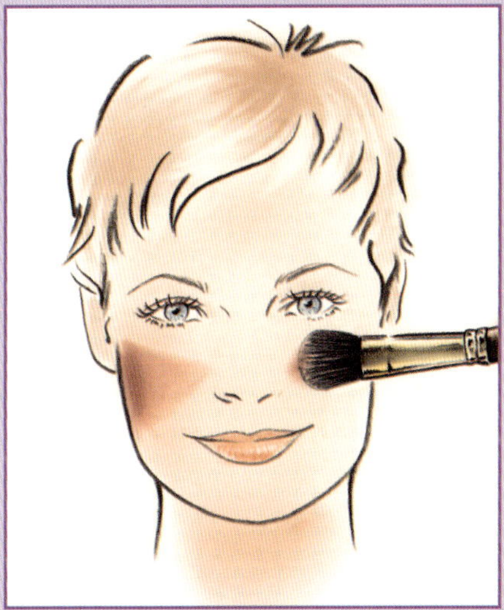

Un visage carré *peut être adouci par un blush posé au milieu de la joue en direction de l'oreille.*

Les fards à joues

Les fards à joues servent à définir les pommettes, à les accentuer et à les modeler, à relever les traits et à donner bonne mine. C'est vraiment la touche finale du teint.
Les formules en gel ou en crème doivent être posées au doigt ou à l'éponge, par-dessus le fond de teint si vous en mettez ou par-dessus votre crème hydratante si vous n'utilisez pas de fond de teint. Ces fards à joues sont absolument invisibles, car ils se fondent complètement à la peau. Les fards en poudre compacte se posent avec un pinceau sur le visage poudré. Ils veloutent la peau et tiennent bien tout au long de la journée, pourvu que vous poudriez correctement votre peau avant de les appliquer.

APPLIQUER LE BLUSH

Il est courant de classer les visages par catégories (rond, carré, long, ovale, triangulaire...) et de poser le blush d'une façon quasi standard. Vous avez le visage rond ? Posez le blush ici. Vous avez le visage ovale ? Posez le blush là...
Je n'ai jamais tenu compte de ces paramètres parce que, tout en ayant en apparence les mêmes formes, chaque visage est en fait différent des autres. Rondeurs, creux, rides et sillons ne sont jamais placés aux mêmes endroits (il suffit d'un demi-centimètre de plus ou de moins pour que tout l'aspect du visage soit changé). Chaque visage est unique. Vous êtes unique !
Lorsque j'applique le fard à joues, je cherche à mettre le visage

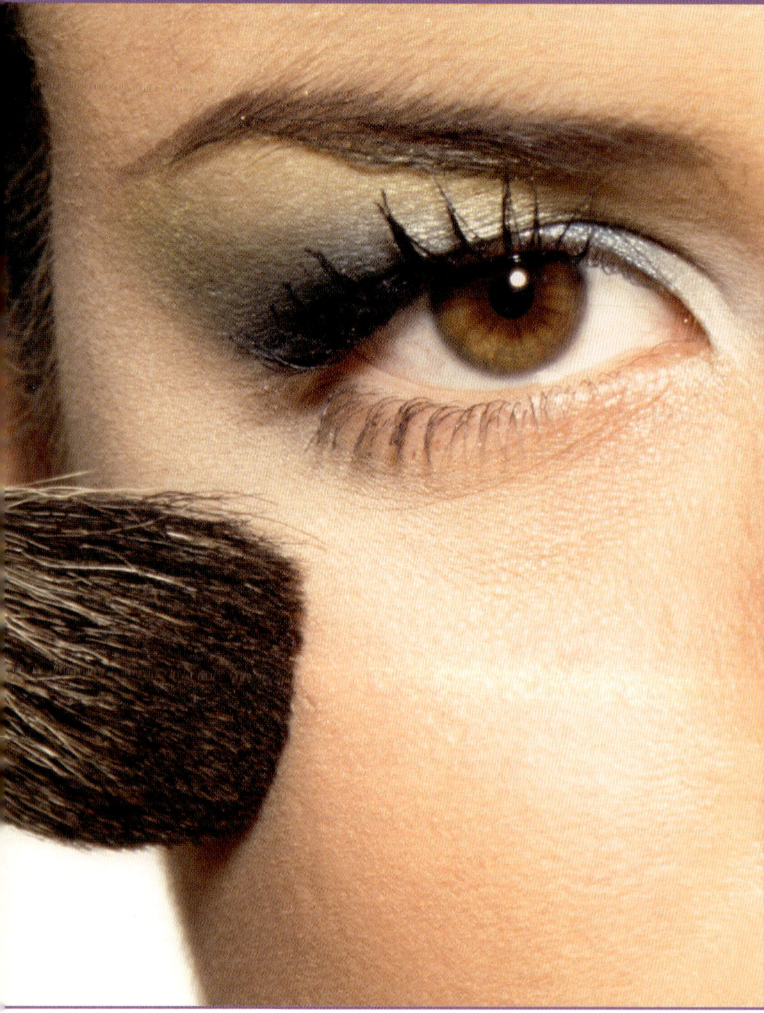

le plus en valeur. Pour placer votre fard à joues sans vous tromper d'emplacement, souriez-vous et appliquez-le sur la partie ronde de vos pommettes, puis estompez-le avec vos doigts ou avec une houppette. En fonction de la structure du visage et de l'effet que l'on désire obtenir, le blush peut être posé de différentes façons :
En posant la couleur sur toute la joue, on obtient une mine superbe qui éclaire tout le visage. C'est comme si vous rentriez de vacances. Poser du blush uniquement sur le haut des pommettes souligne ces dernières, mais ne donne pas bonne mine. Il est possible de conjuguer cette technique de pose et la précédente, et de se donner ainsi bonne mine tout en soulignant joliment ses pommettes. Du blush posé haut sur les pommettes et remontant sur les tempes pour s'estomper sur les côtés du front remonte tous les traits du visage pourvu que l'on sache bien doser la couleur, qui ne doit pas être forte, mais subtile.

Les bons gestes
Partez de la racine des cheveux à la hauteur de l'oreille vers la joue. Posez votre pinceau sur le blush pour en imprégner les poils, mais n'en mettez pas beaucoup ; il vaut mieux en remettre une fois de plus plutôt que d'avoir à en enlever. Tapotez les poils sur le dos de la main pour éliminer le surplus de produit, puis posez la couleur.
Quel que soit l'endroit choisi pour appliquer le blush (uniquement sur les pommettes, sur toute la joue en remontant sur les tempes ou encore sur toute la joue), faites-le en un large mouvement d'aller et retour du pinceau de la base de l'oreille à la joue, puis de la joue à la base de l'oreille. Effectuez ce mouvement plusieurs fois, en un geste assez large : il faut appliquer la couleur un peu partout sur la joue et la pommette ! Pour la première application, partez de la base de l'oreille et dirigez le pinceau vers la joue, puis revenez de la joue vers l'oreille. Pourquoi de l'oreille vers la joue et pas l'inverse ? Pour deux raisons : d'une part, parce que le geste est plus facile et qu'on voit bien le trajet à donner à la couleur ; d'autre part, parce qu'en faisant cela vous déchargez l'excès de couleur du pinceau à la racine des cheveux, et qu'ainsi vous ne risquez pas de tacher la joue. Lorsque vous revenez de la joue vers l'oreille, les poils du pinceau sont moins imprégnés de couleur ; le risque de tacher la peau a donc disparu.

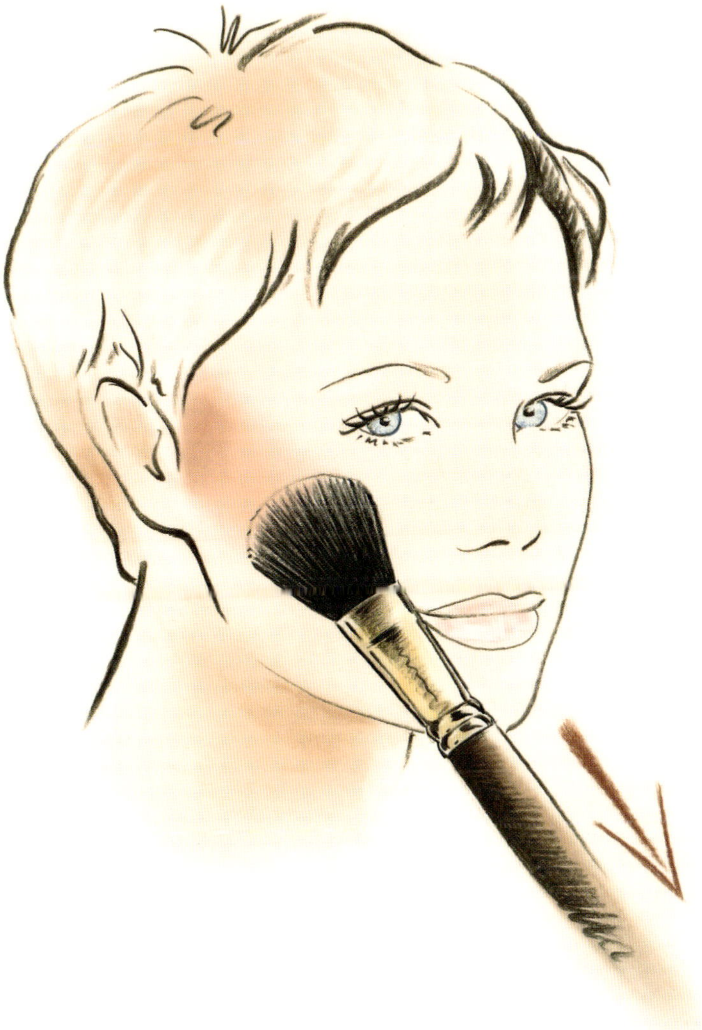

LE PINCEAU À BLUSH

Le pinceau vendu dans les boîtiers est trop petit pour donner quelque chose de correct ; il peut être valable pour faire des raccords dans la journée, mais en aucun cas pour effectuer votre maquillage du matin.

Comment le choisir ?
Il vous faut un pinceau en poils de martre ou en poils de poney, avec un bout rond ou un bout plat. C'est une question de goût personnel, car tous deux peuvent donner le même résultat.
Alors, direz-vous, comment déterminer ce que l'on doit acheter quand on n'a jamais utilisé de pinceau ? Tout dépend du résultat escompté : pour diffuser le blush sur toute la joue et obtenir ainsi la « bonne mine des enfants », le pinceau rond est parfait ; pour souligner en particulier les pommettes, le pinceau plat est plus pratique, parce que plus précis.
Offrez-vous donc les deux !

Couleur disséminée sur le front

Il est possible de se donner bonne mine en posant un peu de blush sur le front. Ce n'est valable que si votre front ne rougit jamais ; sinon, cette opération le ferait rougir encore plus, ce qui serait fort disgracieux !

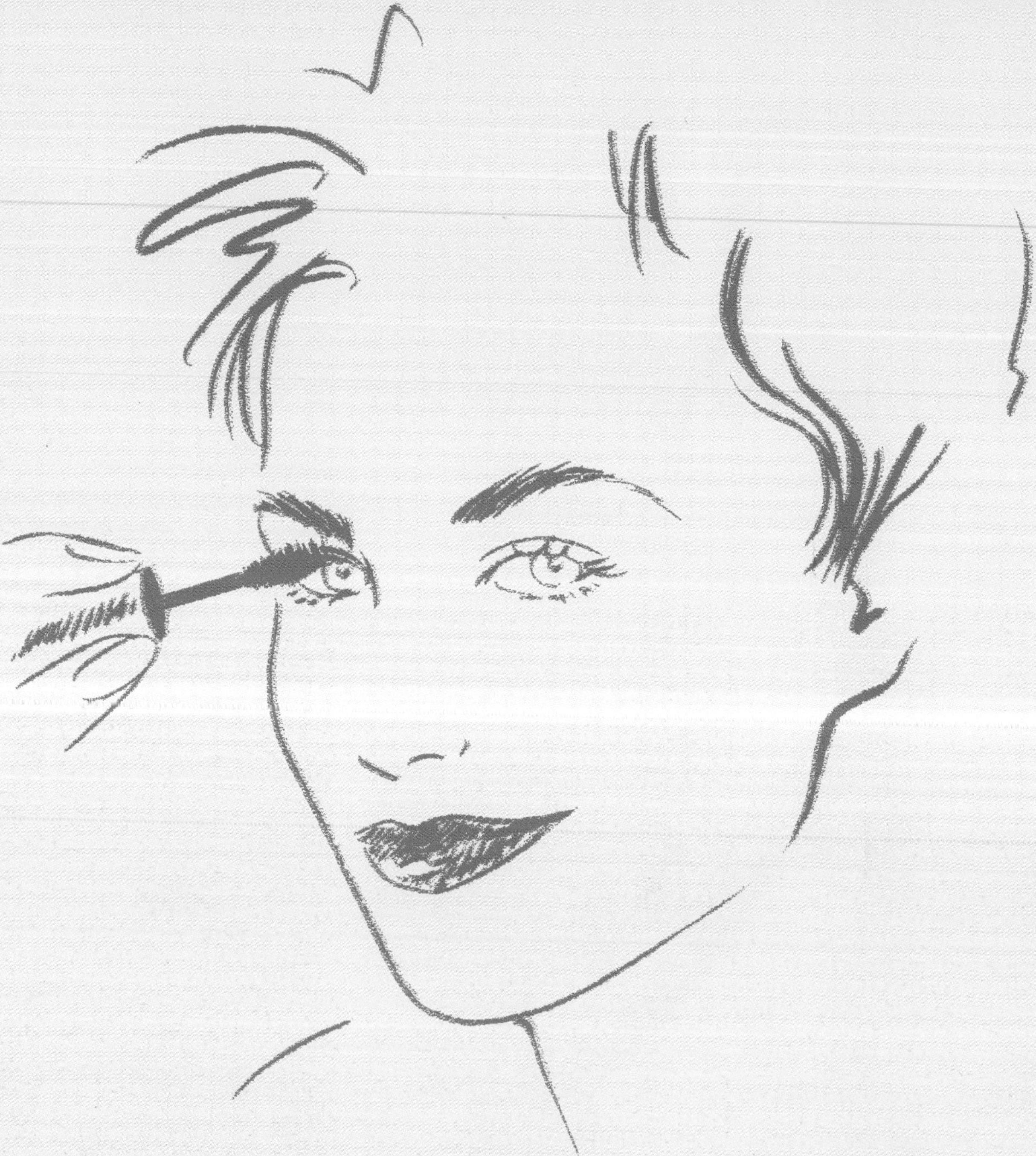

4

LES YEUX

Miroirs de l'âme, ce sont nos yeux qui donnent de l'expression à notre visage : ils sont essentiels dans le jeu de la séduction et offrent d'infinies possibilités de maquillage – fards à paupières, eye-liner, mascara... – pour souligner votre beauté.

Les fards à paupières

Les plus usuels se présentent sous forme de poudre compacte, de gel ou de gros crayon. Les fards en poudre s'appliquent avec un pinceau en poils de martre ou à embout en mousse. Les fards en gel se posent de préférence au doigt. Les fards en crayon, semi-gras, se déposent en crayonnant les paupières et en estompant la couleur avec un doigt.

MON CONSEIL

Je ne travaille qu'avec des fards compacts parce qu'ils sont transparents, qu'ils tiennent bien et qu'ils adhèrent parfaitement à la peau, à condition toutefois d'être bien posés (poudrage de la paupière avant pose de la couleur).

LES COULEURS DES FARDS À PAUPIÈRES ET LEURS EFFETS

Blanc : employé pur, il illumine le regard, met en valeur la zone sur laquelle il est posé et donne du volume. Malgré toutes ces qualités, le blanc peut durcir le regard et paraître factice ; aussi est-il préférable de ne pas en abuser.

Noir : cette couleur intensifie le regard, mais, malheureusement, elle ne va pas à tout le monde. Elle diminue le relief de la zone sur laquelle elle est posée. Faites bien attention à ne pas trop charbonner votre regard en le cernant de noir, car cela durcit et vieillit.

Gris : il intensifie le regard tout en étant moins dur que le noir mais, à partir d'un certain âge, cette couleur peut « fatiguer » le regard.

Marron clair : il intensifie et donne de la profondeur au regard sans le heurter, mais il peut être fade et ne pas servir à grand-chose avec certaines couleurs d'yeux. Les yeux bleus, par exemple, ne sont pas mis en valeur par le marron.

Marron foncé : il ne met pas les yeux marron ou noir en valeur, à moins d'être additionné d'une pointe de roux.

Beige : le vrai beige est la couleur passe-partout par excellence. Il peut servir de base pour unifier vos paupières avant que vous n'y posiez une autre couleur. Il peut également servir à adoucir : si vous avez mis une couleur que vous jugez trop vive ou trop forte, atténuez-en l'éclat par un peu de beige.

Jaune paille : vous pouvez très bien vous en servir pour remplacer le blanc si ce dernier ne vous va pas. Le jaune très clair illumine aussi le regard et se marie bien avec toutes les couleurs d'yeux.

Rose : une pointe de rose éclaire le regard et donne un coup d'éclat, mais une paupière entièrement colorée en rose devient insupportable. Cela nuit complètement au regard. Seules les Asiatiques qui ont un teint assez jaune peuvent se le permettre.

Bleu : le bleu est une couleur assez froide, qui peut durcir le regard. Il est en général préférable de ne pas l'employer pur, mais de lui adjoindre une pointe de vert, de gris ou de violet pour l'adoucir (il reste néanmoins difficile à porter).

Vert : cette couleur peut donner mauvaise mine. Contrebalancez cette tendance en mettant davantage de blush.

Violet : si vous avez des cernes foncés ou des poches sous les yeux, fuyez cette couleur, qui ne fera que les faire ressortir ! Évitez de mettre du violet sur toute la paupière, car l'ensemble serait sombre ; utilisez-le plutôt pour étirer l'œil, en le posant au coin externe des yeux.

Or : cette couleur peut en relever une autre et faire briller le regard. Trop d'or, en revanche, nuit au regard et l'étouffe : on ne voit plus l'œil, mais uniquement l'or. Il est donc préférable de se contenter de poser une pointe d'or au centre de la paupière supérieure.

Argent : il en va de même que pour l'or ; servez-vous de l'argent avec parcimonie.

Nacrés : si vous avez les paupières supérieures ridées, ne posez pas de nacré sur toute leur surface mais seulement au centre. Les nacrés ne vont pas forcément à tout le monde, certains yeux ne supportant pas ces reflets.

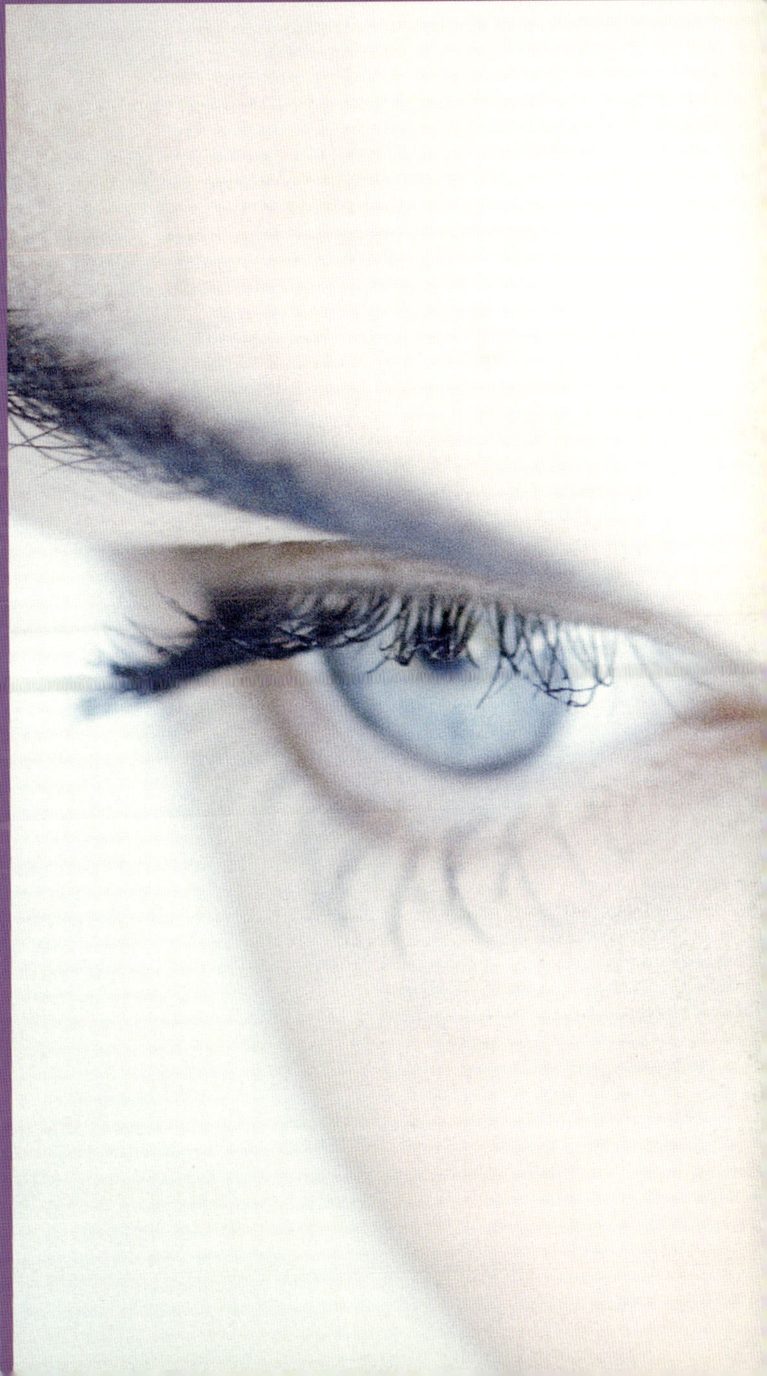

MAT OU NACRÉ ?

Les fards à paupières se présentent sous deux aspects, mat ou brillant nacré, et n'ont pas le même emploi. Mais que vous choisissiez l'un ou l'autre, souvenez-vous toujours que trop de couleur vieillit.

Le mat sert à souligner, à donner de la profondeur au regard. Le nacré, lui, s'utilise surtout pour donner une brillance, illuminer le regard. Le mat peut s'appliquer sur la paupière entière, tandis que le nacré se pose plutôt sur un point précis de la paupière pour l'éclairer, en particulier au milieu de la paupière supérieure. Si toutefois vous aimez avoir les paupières entièrement nacrées, ne suivez que votre envie, mais n'en mettez pas trop pour ne pas altérer l'éclat de vos yeux.

Selon la façon dont ils sont posés, les fards à paupières peuvent servir à :

- agrandir des yeux trop petits ;
- espacer des yeux trop rapprochés ou, au contraire, les rapprocher s'ils sont trop écartés ;
- étirer le regard ;
- donner de la profondeur au regard et mettre ainsi en valeur l'ensemble du visage ;
- remonter les yeux.

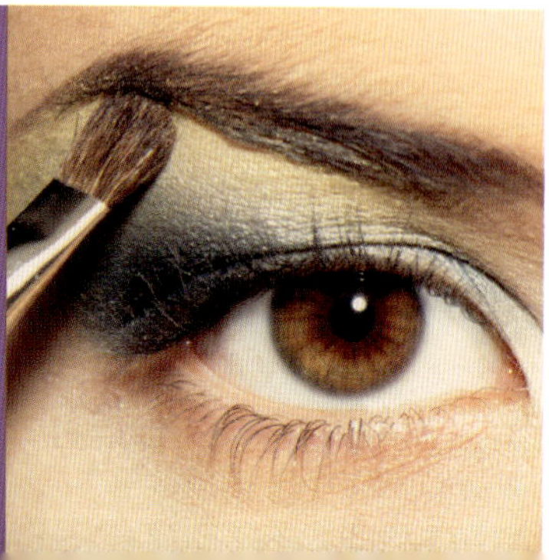

CHOISIR ET MÉLANGER LES COULEURS

Les couleurs peuvent se mélanger entre elles à l'infini. Heureusement, car il est rare que l'on se maquille avec une seule couleur. Il est évident que le choix des couleurs ne se fait pas seulement en fonction de la couleur des yeux, mais aussi suivant la chevelure et les vêtements.

On ne maquille pas un œil bleu comme un œil marron (les couleurs qui vont avec le bleu ne vont pas forcément avec le marron), mais la couleur des cheveux est aussi extrêmement importante : si vous êtes blonde comme les blés avec une carnation naturellement très claire, presque blanche, il est évident que votre maquillage ne sera pas le même que celui d'une femme à la chevelure brune et à la peau mate, ou encore que celui d'une rousse flamboyante dotée d'une peau parsemée de taches de son ! Enfin, votre maquillage sera différent selon que vous portez un vêtement rouge ou un ensemble vert olive... Autrement dit, pour se maquiller, on se base sur un ensemble. Cependant il est certain

Combien faut-il de fards pour bien souligner les yeux ?

Il n'est pas nécessaire d'avoir une multitude de couleurs. Deux suffisent : une claire et une plus ou moins foncée.

La claire peut servir de base si vous l'appliquez sur la paupière mobile ou sur la totalité de la paupière (mobile et immobile), et servir également à éclairer le regard si vous en reposez un peu au centre de la paupière supérieure, par-dessus la couleur foncée.

L'autre couleur, plus foncée, servira à étirer, souligner, agrandir les yeux, et mettre ainsi votre regard en valeur.

que c'est avant tout la couleur de l'iris qui influence le choix de la couleur du ou des fards à paupières, puisque le but de ces derniers est de mettre l'œil en valeur.

Amusez-vous à créer vos propres couleurs en essayant de faire des mélanges ou des superpositions, et vous serez étonnée du résultat. Avec un peu d'imagination, vous trouverez de nombreuses variantes, j'en suis certaine. Vous n'avez besoin que de deux ou trois interprétations différentes, ce qui n'est pas long à faire !

Vous trouverez ci-après un choix de couleurs de fards à paupières. Il est basé uniquement sur la teinte des yeux, mais il vous aidera à penser aux couleurs que vous pourriez mélanger ou superposer pour obtenir « vos » couleurs et les assortir à vos tenues.

Varier les couleurs des crayons

Si cela vous sied, vous pouvez varier les plaisirs en changeant de couleur au gré de votre fantaisie. Voici quelques exemples :

- *le noir donne de la profondeur ;*
- *le marron foncé donne un éclat semblable au khôl, mais en plus discret et plus brillant ;*
- *le bleu électrique et irisé donne un certain éclat aux yeux marron clair, noirs et bleus ;*
- *le bleu ciel irisé superposé au vert convient très bien aux yeux clairs ;*
- *l'ivoire donne de la luminosité au regard ;*
- *le saumon rend les yeux bruns et noirs éclatants ;*
- *le violet foncé donne un éclat très proche de celui du noir, mais en plus doux.*

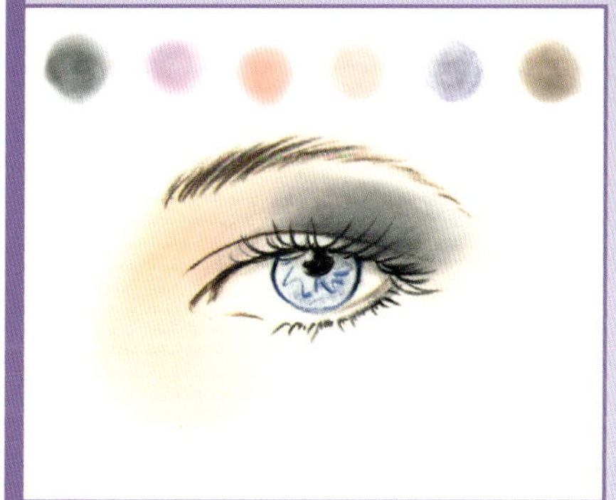

Les fards à paupières pour les yeux bleus
Noir, gris (du gris foncé au gris clair), bleu acier, bleu marine, bleu-gris, rose, ivoire, blanc, brique, corail, violet, nacré bleu, nacré blanc...

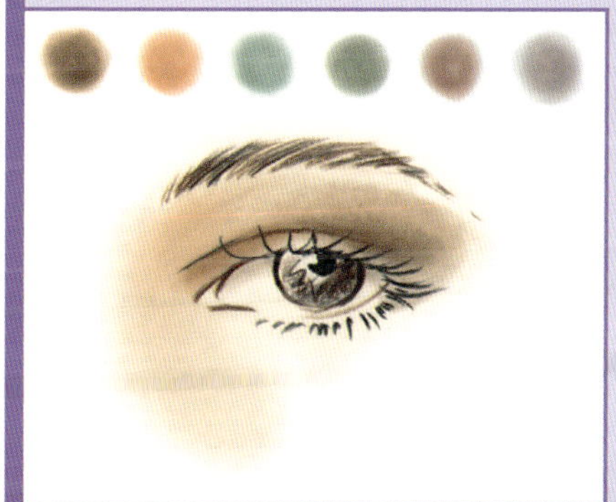

Les fards à paupières pour les yeux marrons ou noirs
Marron (du plus foncé au plus clair), beige, doré, vert bouteille, vert émeraude, vert sapin, ivoire, blanc, jaune paille, violet, nacré or, nacré vert, nacré cuivre...

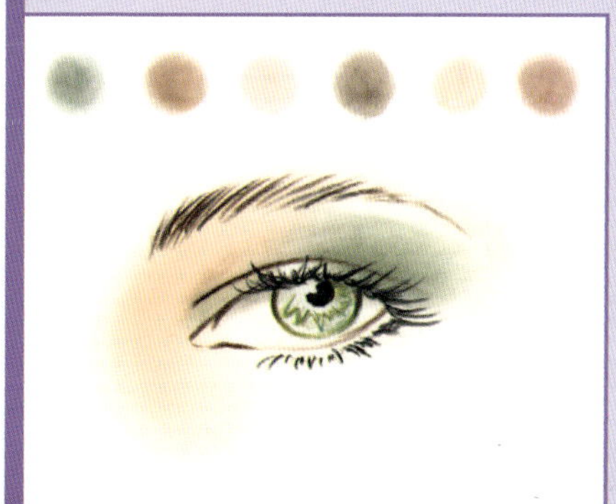

Les fards à paupières pour les yeux verts
Marron, beige, jaune paille, ivoire, vert bronze, vert émeraude, vert tilleul, corail, brique, violet, orangé, nacré or, nacré blanc, nacré vert, nacré cuivre...

La nuance exacte

Selon la croyance populaire, les yeux bleus ne sont pas mis en valeur par les fards à paupières bleus. À mon sens, c'est faux ; il faut simplement savoir choisir ou créer une couleur adéquate à base de bleu qui mettra parfaitement le regard en valeur. Il existe une très grande diversité d'yeux bleus : bleu-gris, bleu ciel, bleu marine, bleu-vert, bleu or...

En regardant les iris de près, on s'aperçoit qu'ils ne sont jamais monochromes ; les yeux ont toujours des reflets qui changent selon la lumière et la saison, ce qui permet de choisir au moins trois couleurs sans se tromper. Au moment de faire ce choix, souvenez-vous que la sobriété et le classique sont toujours de bon goût, à condition bien sûr d'avoir la main légère. Les couleurs discrètes ne nuiront jamais à la couleur de vos iris tout en mettant votre regard en valeur.

N'oubliez pas que mettre trop de fard à paupières foncé vieillit le regard et l'ensemble du visage, et que, paradoxalement, des couleurs trop claires ne feront pas briller votre regard. Il faut donc que vous arriviez à trouver la juste mesure.

MON CONSEIL

Pour ne pas vous tromper dans l'intensité de la couleur, procédez par étapes successives : posez d'abord un fond pâle, ensuite une deuxième couche, puis regardezsi cela vous va et appliquez éventuellement une troisième couche de fard.

Le dégradé de couleurs

Créer un dégradé de couleurs requiert une certaine dextérité, mais le résultat en vaut la peine, car c'est toujours élégant.

Imaginons que vous vouliez un dégradé de bleu marine (maquillage qui convient bien aux yeux bleus) :

- posez d'abord du beige sur toute la paupière ;

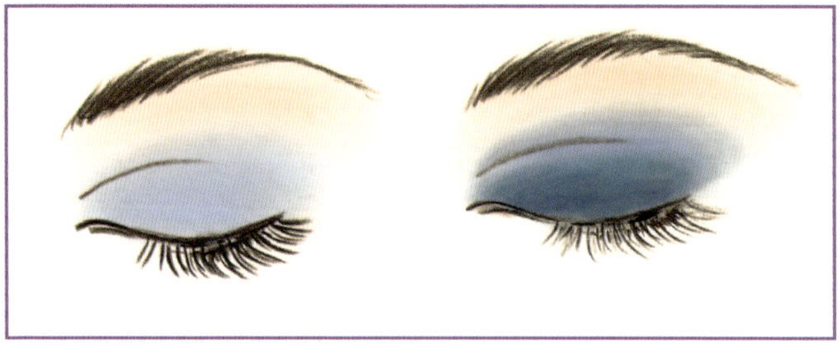

- appliquez le bleu marine du ras des cils jusqu'aux trois quarts de vos paupières (il faut que, l'œil ouvert, vous voyiez le marine) ;
- pour donner de la profondeur, appliquez de nouveau un peu de bleu marine au ras des cils jusqu'aux trois quarts environ de vos paupières mobiles ;
- maintenant que le dégradé est terminé, continuez votre maquillage en tirant ou pas, comme vous le désirez, un trait fin de crayon eye-liner au ras des cils ;
- terminez en brossant vos cils avec du mascara allongeant.

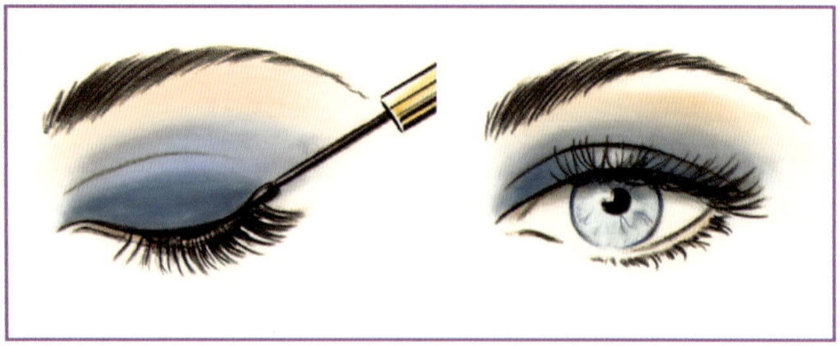

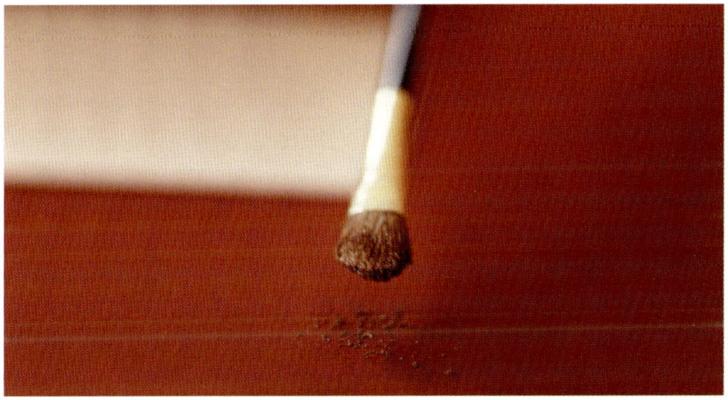

Les conséquences d'un mauvais choix

Mal choisi ou mal employé, un fard à paupières peut nuire à l'éclat du regard et de l'ensemble du visage. Il faut savoir doser les couleurs et trouver le ton juste, ni trop foncé ni trop fade. Évitez de choisir des couleurs trop foncées (gris foncé, marron foncé, violet foncé, bleu marine...) dans les cas suivants :

- *yeux trop petits (cela les rapetisserait encore plus) ;*
- *yeux trop enfoncés dans les orbites (cela les enfoncerait davantage) ;*
- *petites paupières mobiles (elles paraîtraient plus petites) ;*
- *cernes foncés (malgré la correction faite avec l'anticerne, ils risqueraient de réapparaître) ;*
- *poches sous les yeux (malgré l'anticerne, elles seraient mises en évidence).*

Choisissez plutôt des couleurs plus douces, plus lumineuses, telles que le beige, le marron clair, le mauve, le bleu pâle... Attention, pâle ne signifie pas fade !

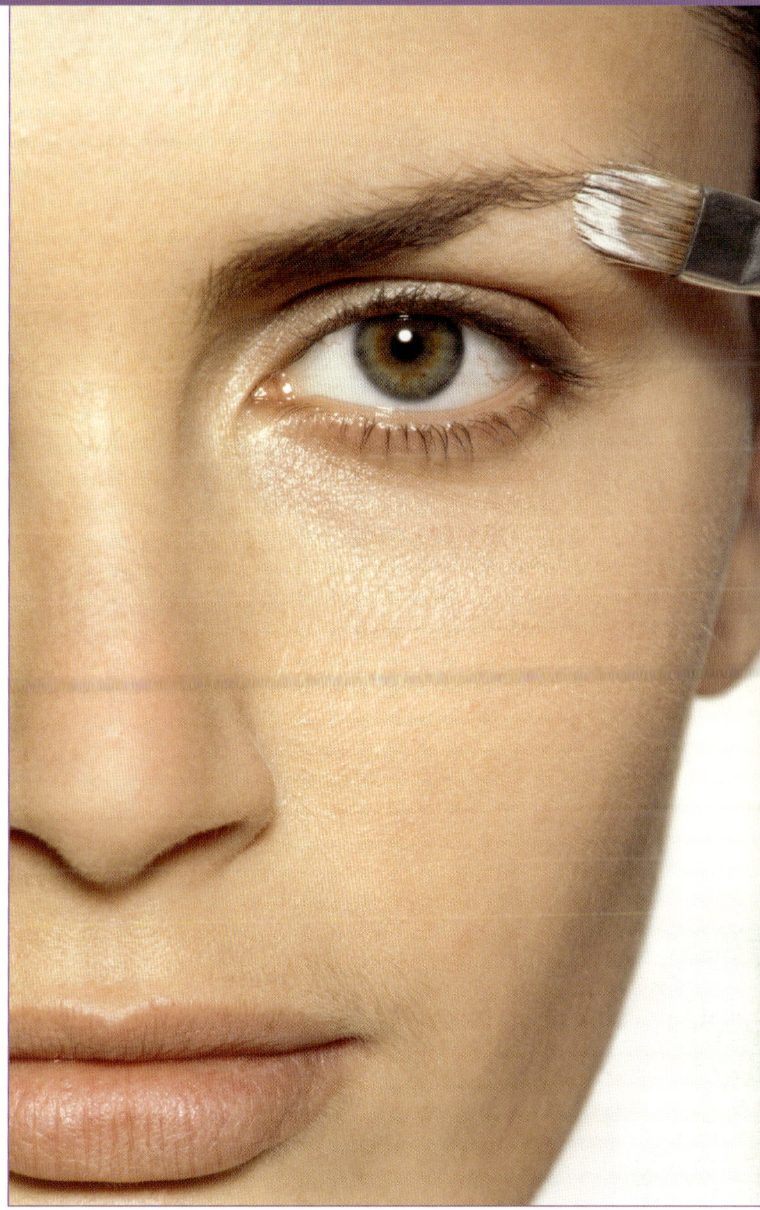

Corriger la forme des yeux

Il faut tenir compte de la forme des yeux avant de poser les fards à paupières. Il est certain que des yeux ronds ou trop petits ne se maquillent pas tout à fait de la même manière que des yeux en amande. Personnellement, je ne corrige pas systématiquement la forme des yeux, car je trouve qu'il ne s'agit pas vraiment de défauts ; au contraire, cela fait partie du caractère de la personne. À moins, bien sûr, que cela ne dénature son visage.

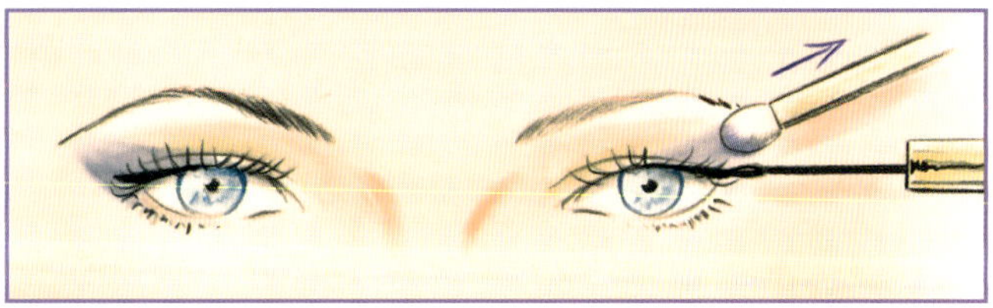

Yeux trop petits

Les yeux trop petits foncent le regard. Il faut donc chercher à les agrandir et à les éclairer le plus possible.

Utilisez des teintes claires pour agrandir les paupières et n'hésitez pas à déposer un peu de fard irisé clair au centre des paupières supérieures, afin d'éclairer le regard. Pour ouvrir et allonger le regard, appliquez une ombre foncée aux coins externes des yeux en étirant la couleur en biais vers l'extrémité fine des sourcils. Tirez un trait fin de crayon ou d'eye-liner à partir du milieu des paupières supérieures et élargissez-le en l'étirant vers les tempes. Brossez vos cils supérieurs avec du mascara en les étirant à la fois verticalement et vers l'extérieur, pour ouvrir le regard. Bien souvent, il n'est pas utile de maquiller les cils inférieurs, car cela « referme » l'œil . Allongez un peu vos sourcils et posez un soupçon de fard clair juste dessous.

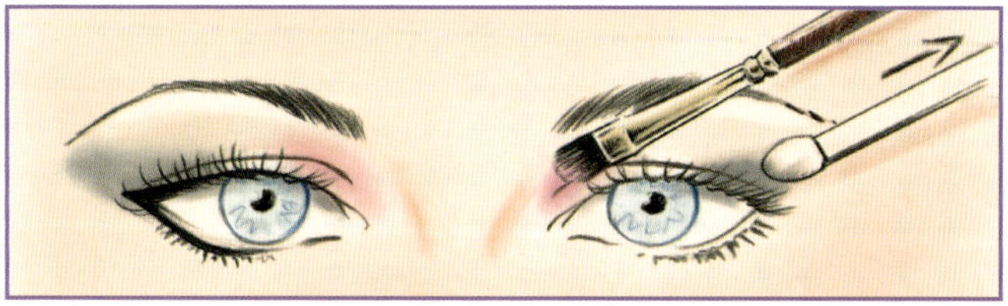

Yeux trop rapprochés

Des yeux trop rapprochés peuvent nuire à l'éclat naturel du regard. Il convient donc de les espacer en les étirant vers l'extérieur.

Posez une couleur claire (blanc, beige, bistre) sur les coins internes des yeux pour donner une impression de largeur.

Puis appliquez sur vos paupières supérieures des teintes plus ou moins sombres, en les tirant bien vers les tempes pour étirer les yeux.

Tirez un trait de crayon au ras des cils supérieurs et éventuellement inférieurs à partir du centre, en l'allongeant le plus possible. Brossez vos cils avec peu de mascara dans les coins internes et davantage vers les extrémités.

Rallongez légèrement vos sourcils par un trait de crayon clair, du centre vers l'extrémité.

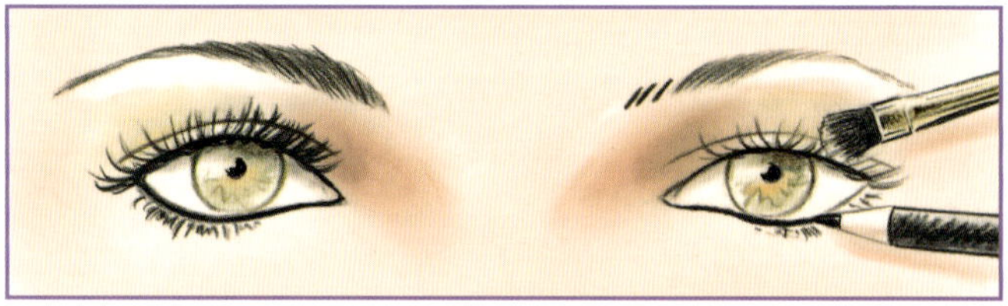

Yeux trop écartés

Les yeux trop écartés peuvent déséquilibrer l'harmonie d'un visage. Il faut donc essayer de les rapprocher un peu de l'arête du nez.

Posez une nuance légèrement sombre (beige foncé, marron très clair) aux coins internes des yeux, près de l'arête du nez, puis des nuances plus claires vers l'extérieur, sans les étirer au-delà des extrémités des yeux.
Au ras des cils supérieurs et inférieurs, tirez un trait fin de crayon, en partant des coins internes des yeux et en vous arrêtant aux extrémités.
Les sourcils jouent un rôle important. Il faut les rapprocher très légèrement vers l'arête du nez : à l'aide d'un crayon bien taillé de la même couleur que vos sourcils, allongez-les au départ de leur implantation, puis brossez-les doucement.
Brossez vos cils supérieurs et inférieurs avec du mascara, en veillant à bien maquiller les cils les plus proches des coins internes des yeux.

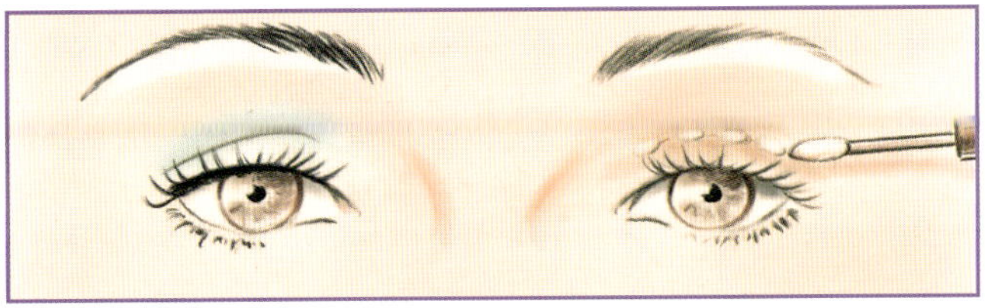

Yeux enfoncés
Généralement, les yeux enfoncés sont à la fois petits et ronds. Le pli palpébral est enfoncé, ce qui contribue à assombrir le regard. Il est donc nécessaire de l'illuminer.
Pour rééquilibrer l'ensemble des paupières, il faut tout d'abord éclaircir le pli palpébral : sur ce pli, appliquez de l'anticerne très clair (de deux tons plus clair que votre anticerne habituel). Fondez-le bien, car il ne doit pas se voir. Posez une couleur claire sur les paupières pour mettre le regard en valeur. Tirez un trait fin de crayon au ras des cils supérieurs.
Brossez vos cils verticalement avec du mascara pour ouvrir le regard. Appliquez une couleur claire sous les sourcils.

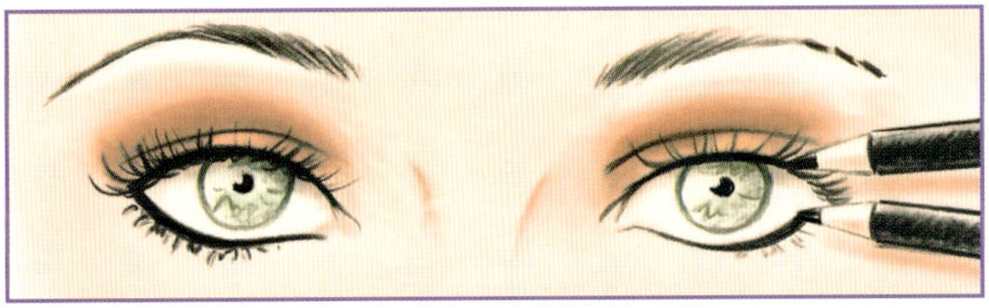

Yeux saillants
Pour ces yeux, il est préférable de ne pas utiliser de teintes très claires, vives et irisées. Appliquez des teintes mates plus ou moins sombres sur les paupières, en étendant la couleur jusqu'au-dessus du pli palpébral. Ajoutez une couleur claire sous les sourcils pour éclairer le regard. Tirez un trait de crayon un peu épais au ras des cils supérieurs et inférieurs. Brossez vos cils avec du mascara. Rallongez légèrement vos sourcils pour atténuer la rondeur des yeux.

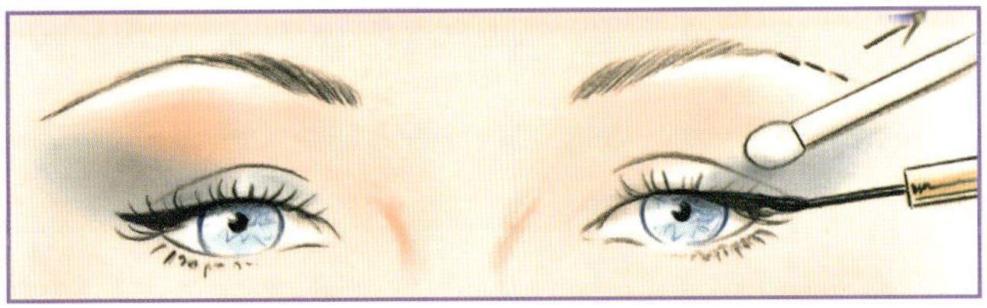

Yeux tombants
Ces yeux donnent l'air triste et fatigué. Posez une ombre foncée aux coins externes des yeux, en l'étirant à la fois vers le haut, en direction des sourcils, et vers l'extérieur. Tirez un trait fin de crayon en partant du milieu des paupières supérieures et élargissez-le à son extrémité. Brossez vos cils avec du mascara, en les étirant vers le haut. Évitez de mettre du mascara sur les cils du bas, car cela risquerait de faire retomber le regard. Concentrez-vous sur le haut des yeux. Allongez un peu vos sourcils en essayant de les redresser et posez une teinte claire en-dessous.

APPLIQUER LES FARDS À PAUPIÈRES

Pour être certaine d'obtenir une couleur unie et qui le reste tout au long de la journée, il suffit de respecter un ordre de pose bien précis.
Ceci est valable aussi bien pour la pose avec un pinceau en poils qu'avec un pinceau à embout mousse.
• Fard compact (donc sec) : poudrez vos paupières avec de la poudre libre et une houppette, puis posez votre couleur.
• Fard en gel : ne poudrez pas vos paupières, vous n'arriveriez pas à étaler correctement la couleur.
• Fard en gros crayon : pour que la couleur se fixe sur la peau et ne migre pas dans les plis des paupières, vous pouvez soit poudrer légèrement pour bien assécher les paupières, puis poser la couleur soit poser la couleur, puis poudrer très légèrement pour la fixer.

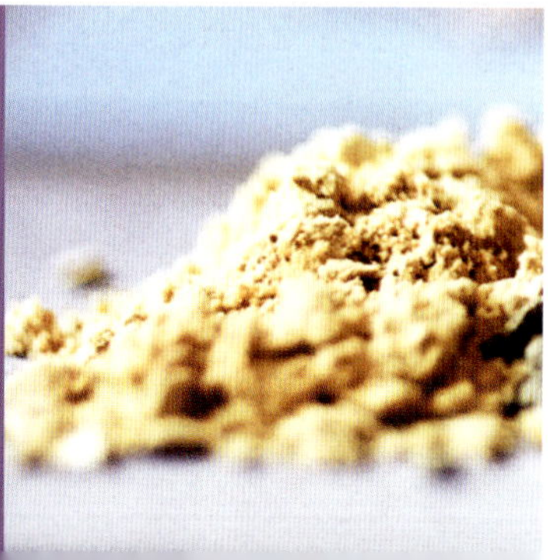

LES PINCEAUX POUR LES FARDS À PAUPIÈRES

Vous avez le choix entre le pinceau en mousse ou le pinceau en poils. Les deux sont valables. Toutefois vous devez savoir qu'en utilisant un pinceau en mousse vous éviterez plus facilement de faire tomber du fard sous les yeux. Pourquoi ? Tout simplement parce que les fabricants incluent des pinceaux en mousse dans leurs boîtiers et que, de ce fait, vous avez certainement l'habitude de vous en servir ; et si vous n'avez jamais touché un pinceau de votre vie, le maniement du pinceau en mousse sera plus facile pour vous.

Les pinceaux à applicateur en mousse
Les meilleurs pinceaux de ce type sont munis d'un long manche pour plus de souplesse dans le mouvement et d'un embout en mousse rigide et de forme allongée.
Posez l'embout bien à plat sur la couleur, déchargez l'excès de produit en frottant très doucement et légèrement l'embout sur le dos de votre main, puis appliquez la couleur en posant la mousse bien à plat sur la peau.

Un regard sombre…

À l'époque du cinéma muet, les comédiens avaient l'habitude de poser du noir sur le bord de la paupière inférieure pour donner plus d'intensité à leur regard. Mais si, à l'écran, c'est très joli et efficace, dans notre vie quotidienne et surtout dans la journée, c'est un peu lourd. Peu de personnes peuvent se le permettre. L'effet peut en revanche être magnifique le soir, sous la lumière artificielle.

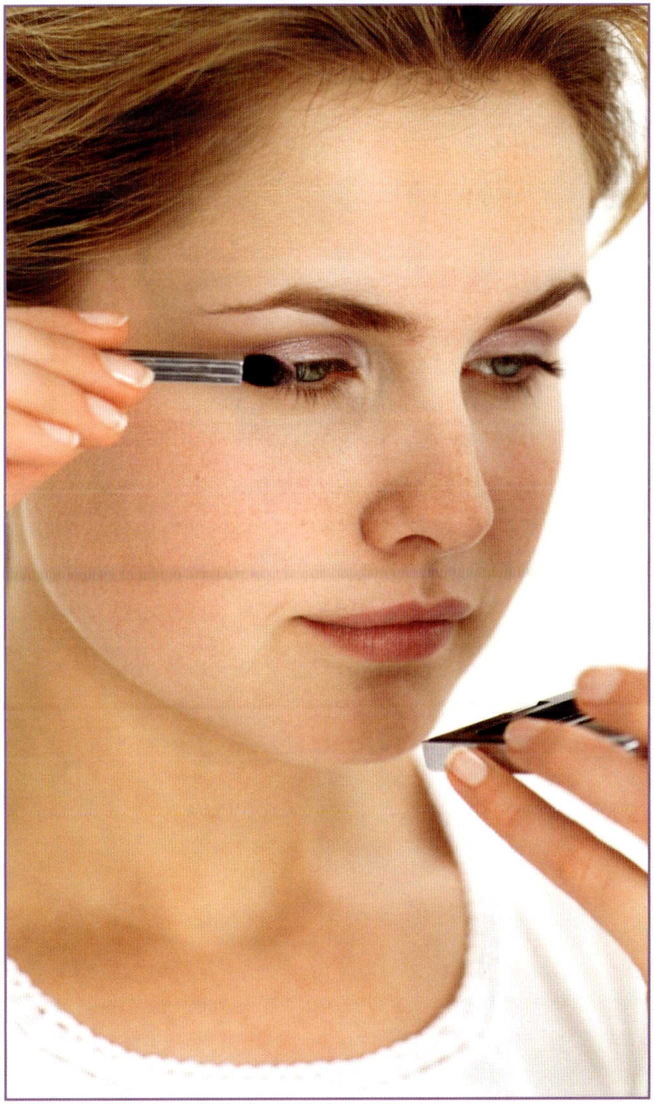

Prenez l'habitude de nettoyer vos pinceaux tous les jours. Lavez-les délicatement dans de l'eau savonneuse, rincez-les bien, pressez les embouts pour leur faire rendre l'eau et laissez-les sécher dans un verre, tête en haut. Ces pinceaux sont délicats ; si vous voulez les conserver longtemps, maniez-les avec une extrême douceur. Malgré cela, leur durée de vie n'est pas aussi longue que celle des pinceaux en poils.

Les pinceaux en poils

Choisissez un pinceau en poils de martre de 7 millimètres de long pour une bonne application. Si les poils sont trop courts, il y a de fortes chances pour que la pose soit irrégulière.

Frottez délicatement le pinceau à plat sur le fard à paupières. Enlevez le surplus en balayant légèrement le pinceau sur le dos de la main, puis faites-le glisser sur la paupière. Appliquez la couleur avec un côté du pinceau et utilisez l'autre côté pour l'estomper.

Lavez le pinceau dans de l'eau chaude, rincez-le et faites-le sécher les poils en l'air.

MES CONSEILS

Pour obtenir un résultat très uniforme, posez le pinceau presque horizontalement sur la peau. L'application en sera facilitée, et la couleur sera ainsi posée très régulièrement. Veillez à ce que vos paupières soient bien poudrées pour faciliter l'application et éviter que vous ne tachiez la peau avec la couleur. Ayez au minimum deux pinceaux, un pour les couleurs claires et l'autre pour les couleurs foncées.

Ne maquillez pas entièrement un œil avant de passer à l'autre. Lorsque, par exemple, vous désirez poser un fard clair sur toute la paupière et un fard foncé pour étirer le regard, appliquez le premier fard sur une paupière, puis sur l'autre paupière, avant de poser la seconde couleur.

L'eye-liner

Tirer un trait d'eye-liner est délicat et demande un peu d'habitude. Le trait doit être net et précis. En cas de bavure, il est difficile de faire une « réparation ». Avec le crayon, en revanche, on efface et on recommence facilement, et surtout rapidement.

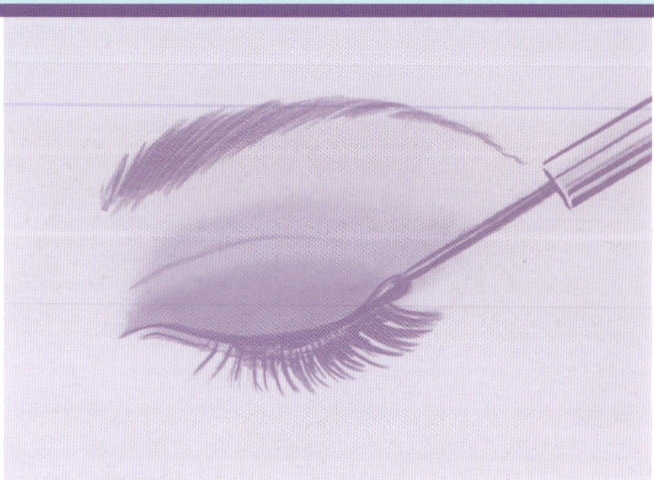

LES DIFFÉRENTS EYE-LINERS

Vous trouverez l'eye-liner sous plusieurs formes : eye-liner cake, eye-liner fluide, eye-liner feutre et crayon eye-liner. Ils n'ont pas la même facilité d'emploi et ne donnent pas tout à fait le même résultat.

L'eye-liner cake

Cette présentation est très pratique parce qu'elle ne coule ni ne se dégrade. L'eye-liner cake se vend sous la forme d'un petit bloc compact et s'applique à l'aide d'un pinceau fin. En humectant plus ou moins votre pinceau, vous obtiendrez un trait plus ou moins foncé et transparent : s'il est très peu humecté, le trait sera foncé et opaque ; s'il l'est plus, le trait deviendra moins foncé et plus transparent. C'est la formule que je préfère et dont je me sers quotidiennement, car ce produit permet de tout faire sans jamais durcir le regard : dessiner un trait fin ou épais, souligner le regard, étirer les yeux, souligner les cils inférieurs sans que cela donne un résultat trop fort et trop dur…

MON CONSEIL

Quand vous mettez de l'eye-liner, contrôlez-en la quantité en effilant la couleur au ras des cils ; évitez de faire un trait trop large qui durcirait votre regard.

L'eye-liner fluide

Ce produit conditionné en petite bouteille assèche la peau délicate du contour des yeux et tend à briller et à se craqueler une fois posé. En outre, il n'y a aucun contrôle possible sur la couleur. On tire un trait qui est net, dur et foncé, et c'est fini. Personnellement, je ne me sers jamais de ce genre de produits.

L'eye-liner feutre

Ces eye-liners sont analogues à l'eye-liner fluide . Comme leur nom l'indique, ils se posent à l'aide d'un applicateur feutre. Ils sont faciles à poser, mais ne permettent pas non plus le contrôle de la couleur.

Le crayon eye-liner

Ce crayon est disponible en diverses tailles qui vont de la plus fine à la plus grosse. Il est généralement d'une consistance cireuse, ce qui le rend facile d'emploi. Il se décline en de nombreuses couleurs mates et irisées. Il présente toutefois l'inconvénient majeur de ne pas bien tenir ; il a une fâcheuse tendance à couler et à s'effacer.

POSER DE L'EYE-LINER

La pose la plus classique consiste à tirer un trait continu du coin interne de l'œil au coin externe, mais il existe des variantes selon l'effet désiré :

• pour étirer vos yeux, commencez le trait au milieu de vos paupières supérieures ;

• pour souligner et agrandir vos yeux, vous pouvez tirer sous ces derniers un trait fin (assez estompé pour ne pas durcir votre regard) en partant du milieu des yeux et en allant au maximum vers l'extérieur. Installez-vous face à votre miroir bien éclairé, fermez un œil sans serrer la paupière pour qu'elle reste lisse et, si elle est constellée de petits plis, tirez très légèrement votre paupière vers l'extérieur avec un doigt de l'autre main pour faciliter la pose. Tirez un trait fin au ras des cils, en l'étirant bien vers l'extérieur de l'œil. Pour vérifier la justesse de votre trait, entrouvrez votre œil ; si le trait n'est pas parfait, rectifiez-le. Laissez sécher pendant quelques secondes avant de rouvrir l'œil complètement.

LES DIFFÉRENTS EFFETS DE L'EYE-LINER (OU DU CRAYON)

Selon que vous posiez l'eye-liner en l'étirant ou pas, par exemple, l'expression de votre regard va changer (voir ci-contre).

LE PINCEAU À EYE-LINER

Ce pinceau sert à poser l'eye-liner cake ou l'eye-liner liquide. Il doit être fin et se terminer en pointe pour pouvoir tracer un trait fin et précis. La technique de pose la plus classique consiste à tirer un trait continu, plus ou moins fin selon votre choix, du coin interne au coin externe de l'œil.

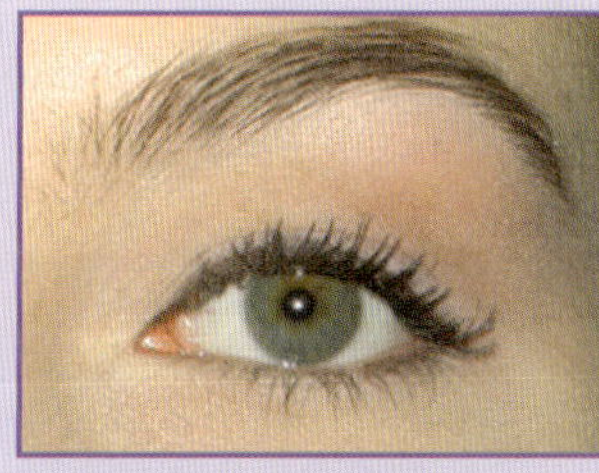

Pose du coin interne au coin externe sur la paupière supérieure ; trait fin.

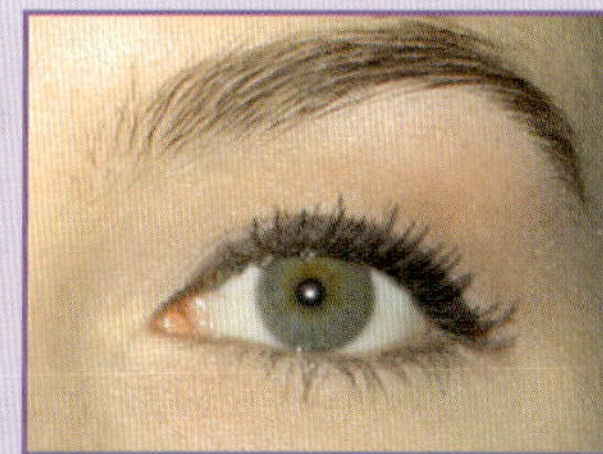

Pose du coin interne au coin externe ; trait épais.

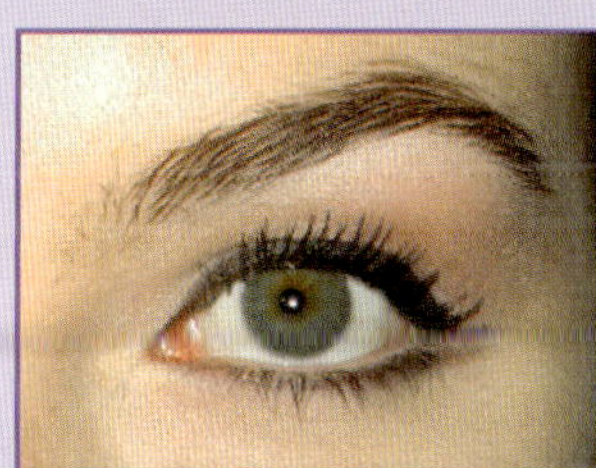

Pose sur la paupière supérieure et sous l'œil.

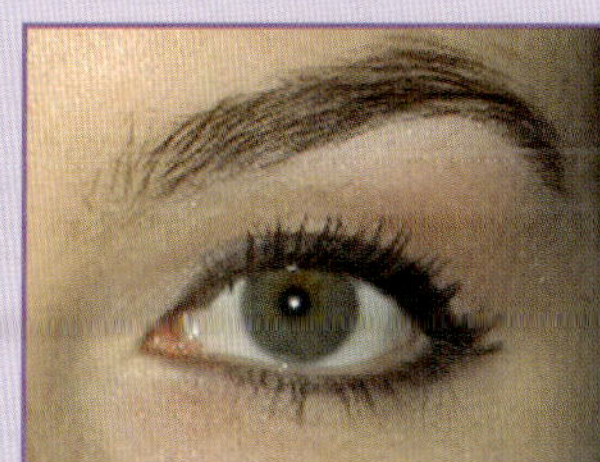

Pose sur la paupière supérieure rejoignant le bord de la paupière inférieure.

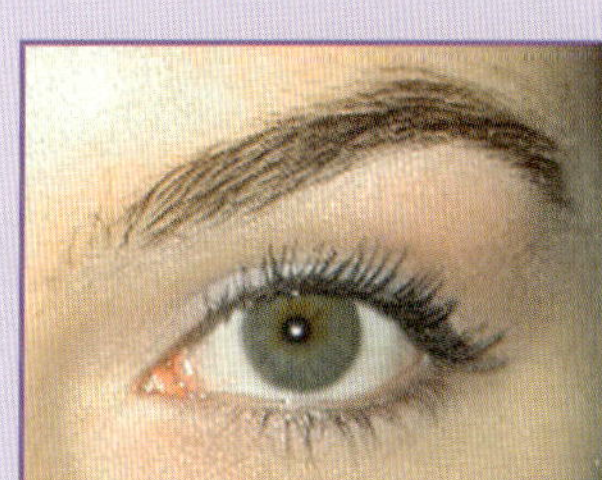

Pose du milieu de la paupière supérieure au coin externe.

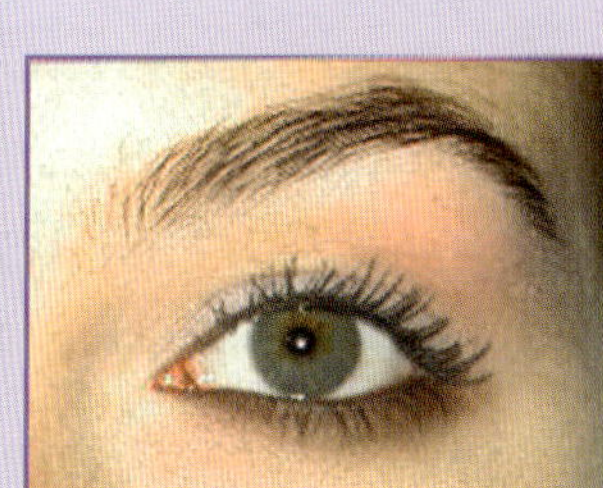

Pose sous l'œil.

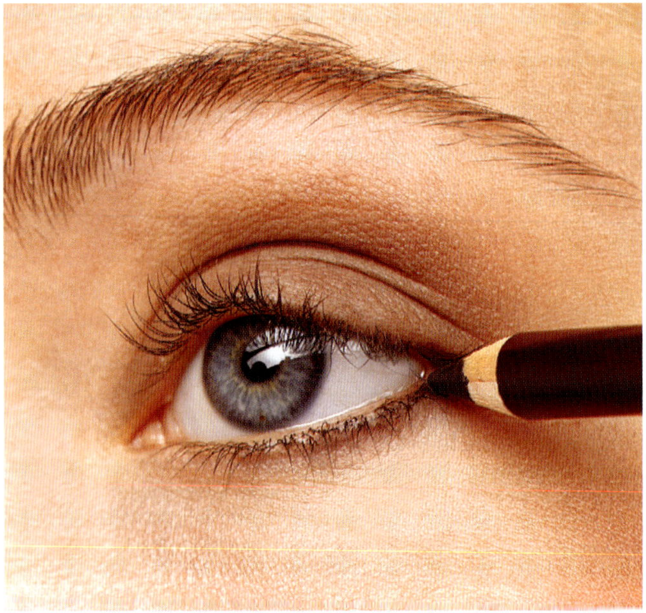

Les crayons

Il existe toutes sortes de crayons, de toutes les couleurs, et ayant chacun leur spécificité.

• Le crayon à sourcil a une mine assez dure qui lui permet de ne pas s'écraser dans le sourcil lorsque vous effectuez une correction.

• Le crayon à lèvres doit avoir une mine souple mais pas trop dure, et en aucun cas trop molle pour ne pas s'écraser lamentablement sur vos lèvres lorsque vous en dessinez le contour.

• Le crayon khôl a le même emploi que l'eye-liner.

Le mascara

Le rôle du mascara est d'ouvrir le regard en recourbant et en allongeant les cils, de donner de la profondeur et de finaliser le maquillage des yeux.

PRÉSENTATION ET QUALITÉS

Le mascara se présente de deux façons : en plaquette, avec une petite brosse qu'on humidifie avant de la passer sur le produit, et en applicateur goupillon.
On dit tant de choses au sujet du mascara qu'on ne sait plus très bien lequel choisir ! Il y a ceux qui allongent, ceux qui recourbent, ceux qui fortifient, ceux qui épaississent et les waterproof.

QUELLE COULEUR CHOISIR ?

Tout dépend de l'effet que vous désirez obtenir ; si vous voulez bien souligner votre regard, prenez un noir. Si vous avez les yeux

Un beau regard

MES CONSEILS

- Cils courts ? Prenez un mascara allongeant.
- Cils pauvres ? Optez pour un mascara épaississant et allongeant.
- Cils naturellement très longs ? Choisissez un mascara recourbant.
- Une soirée ? Preférez un mascara waterproof.

clairs, vous pouvez utiliser du noir aussi bien que de l'aubergine ou du gris foncé. Vos yeux sont foncés ? Choisissez entre l'aubergine, le bleu marine, le marron et le noir.
Le mascara se décline dans une quantité de couleurs. Pour ma part, j'utilise surtout du noir.

POSER LE MASCARA

Dévissez la brosse du goupillon, tapotez rapidement sur un mouchoir en papier pour enlever l'excédent de produit à la pointe de l'applicateur et brossez vos cils de leur base vers la pointe. Recommencez jusqu'à obtenir l'effet que vous souhaitez.
Lorsque vous posez le mascara sur les cils inférieurs, brossez en appliquant le produit de la base vers les pointes.
Si vos cils sont collés, séparez-les rapidement avec un goupillon sec, sans attendre que le mascara soit sec, sinon vous n'y arriverez plus.
Mon astuce : *lorsqu'un mascara est terminé, je garde la brosse pour brosser cils et sourcils.*

Vos cils sont droits, épais et longs ?

Il est vrai que ces cils sont difficiles à maquiller, car les brosser avec du mascara ne fait qu'augmenter leur raideur.
- *Essayez de les recourber avec la pince à recourber les cils avant de poser le mascara.*
- *Vous pouvez aussi vous faire faire une permanente des cils ; ils seront alors recourbés pendant plusieurs mois.*

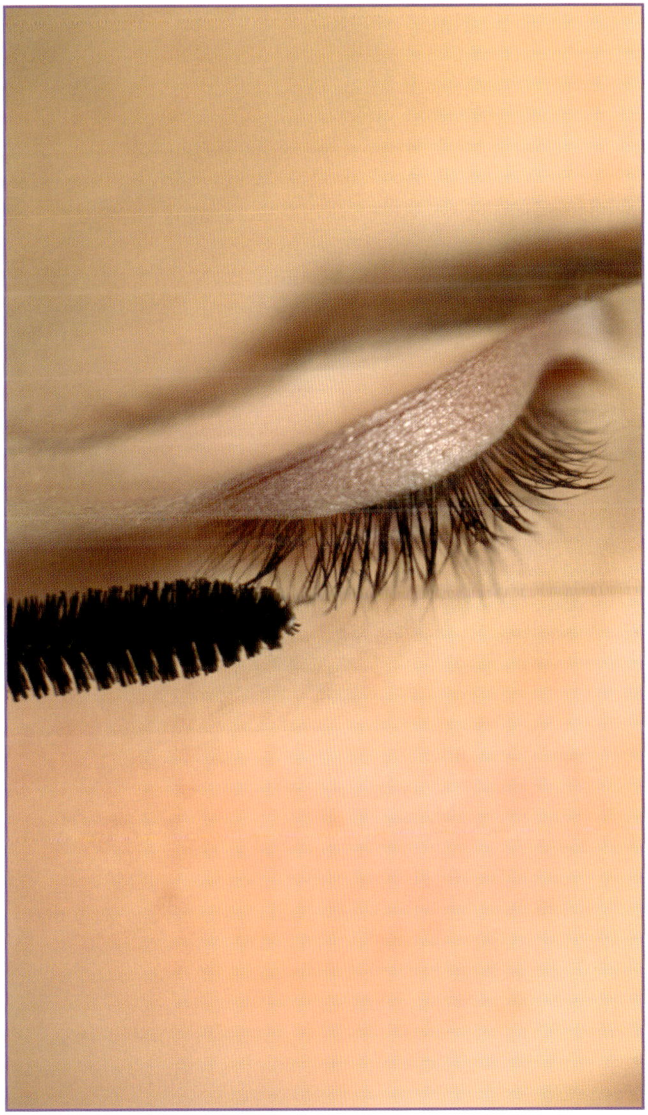

LA PINCE À RECOURBER LES CILS

Cette pince, qui est bordée de latex, doit toujours être utilisée sur des cils secs (et donc avant la pose du mascara), pour ne pas les casser.
Pour utiliser le recourbe-cils, regardez vers le bas, prenez la pince comme une paire de ciseaux et ouvrez les deux branches pour coincer vos cils entre les deux parties. Faites attention à ne pas vous pincer la peau en même temps que les cils ! Pressez lentement et doucement pendant quelques secondes. Vos cils seront recourbés, et votre regard paraîtra plus ouvert.

QUELQUES ACCESSOIRES INDISPENSABLES...

Les brosses à sourcils et à cils
Il existe une brosse ayant la forme d'un goupillon, pratique pour discipliner les sourcils et bien séparer les cils. Si vous n'en possédez pas, une vieille brosse à dents fera très bien l'affaire.
Pour les sourcils, brossez les poils dans le sens contraire, puis dans le sens de leur implantation. Pour les cils, il existe deux brosses différentes : l'une fait brosse et peigne à la fois, l'autre est le goupillon dont on se sert également pour les sourcils.
Lavez ces brosses après chaque emploi pour bien enlever les résidus de poudre et de mascara.
Le peigne brosse
Cet accessoire sert à brosser et à séparer les cils. Si ceux-ci sont collés par le mascara, utilisez le côté peigne pour les séparer puis brossez-les de nouveau.
Le taille-crayon double
Ce taille-crayon spécial pour les produits cosmétiques taille aussi bien les petits que les gros crayons, pour le contour des lèvres ou les yeux.

ASTUCE

Si vous ne possédez pas de recourbe-cils, servez-vous de vos doigts à la place. Glissez un doigt sous les cils maquillés et encore légèrement humides de mascara, et appuyez pour accentuer leur courbure pendant le temps du séchage.

Le maquillage des sourcils

Les sourcils, qui encadrent le visage, sont l'un des éléments les plus mobiles. Ils jouent un rôle très important dans l'expression du visage ; il n'y a rien de mieux que le cinéma et la mode pour observer l'évolution des sourcils et sa signification.
• Au temps du cinéma muet sont apparus les fameux sourcils tombants et très écartés des yeux, qui donnaient une expression mélancolique et fragile.
• Avec Marlène Dietrich, le sourcil se porte haut. Il est dessiné très haut, bien au-dessus des yeux, et assure ainsi majesté et distance.
• Avec Sophia Loren, on épaissit le sourcil ; on le dessine en accent circonflexe et on l'allonge.
• Le sourcil de la génération de Twiggy, mannequin-vedette des années 1970, annonce une nouvelle sorte de femmes, filiformes et très épilées. Le sourcil est haut et fin, ce qui donne une expression de candeur et d'étonnement.
• Dans les années 1980, le sourcil devient broussailleux. Cette mode éphémère a été lancée par la comédienne Brook Shields, qui ignorait résolument l'existence de la pince à épiler.
• Vers 1990, le sourcil retrouve son équilibre. Tous les styles sont désormais permis, ce n'est plus qu'une affaire de goût personnel.

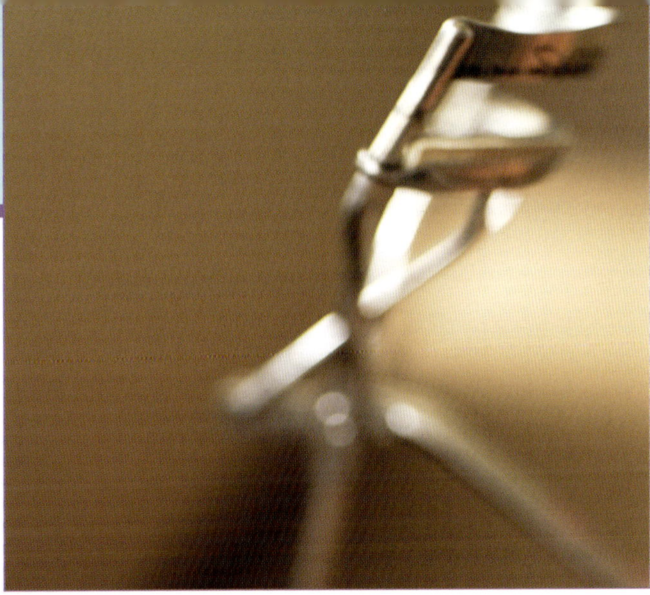

LA LIGNE DU SOURCIL

Le sourcil doit avoir une ligne douce, souple et légèrement arrondie.

Les principales lignes sont au nombre de trois :

• la ligne ascendante, qui donne de la gaîté au regard. On rencontre cette ligne dans la plupart des visages ovales, et parfois dans les visages triangulaires ;

• la ligne descendante, qui donne l'air pessimiste et peut attrister un visage. Elle se voit sur toutes les formes de visage ;

• la ligne horizontale, droite. Cette forme durcit le regard. On la rencontre très souvent sur des visages en forme de diamant, auxquels elle confère un air un peu tragique.

LA LONGUEUR DU SOURCIL

Pour déterminer l'endroit où doit commencer le sourcil, placez un crayon verticalement de l'aile du nez au coin interne de l'œil. Pour évaluer la bonne longueur, posez le crayon en biais, du bord de la narine au coin externe de l'œil : les poils dépassant du crayon doivent être épilés ; si, en revanche, il manque des poils, il faut en ajouter en les dessinant avec un crayon bien taillé.

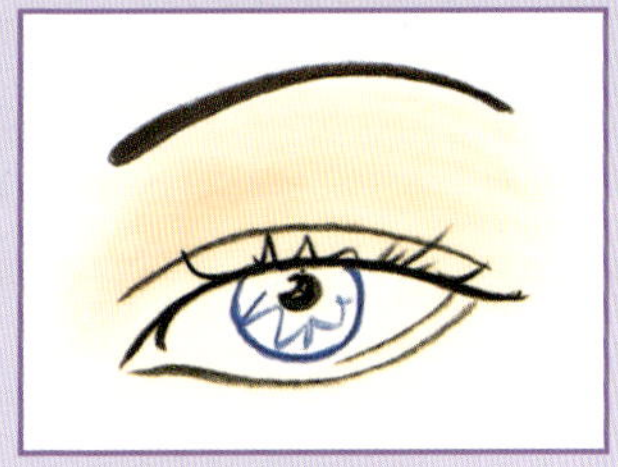

Les sourcils arrondis adoucissent le visage.

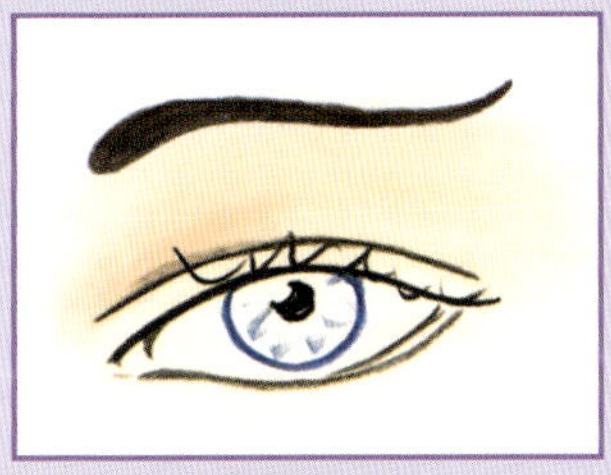

Les sourcils ailés donnent de la gaîté et rajeunissent le regard.

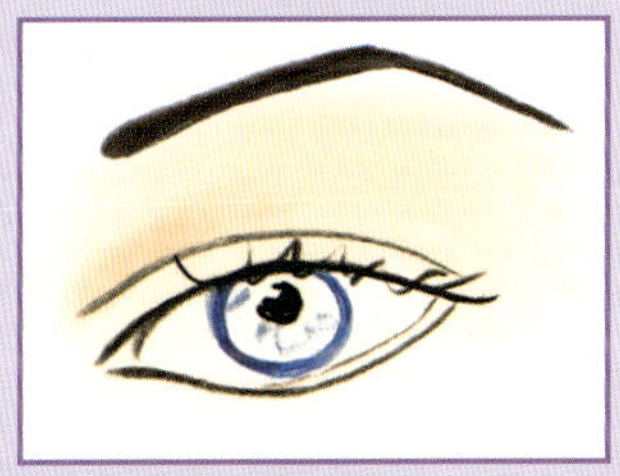

Les sourcils en accent circonflexe donnent de la gaîté.

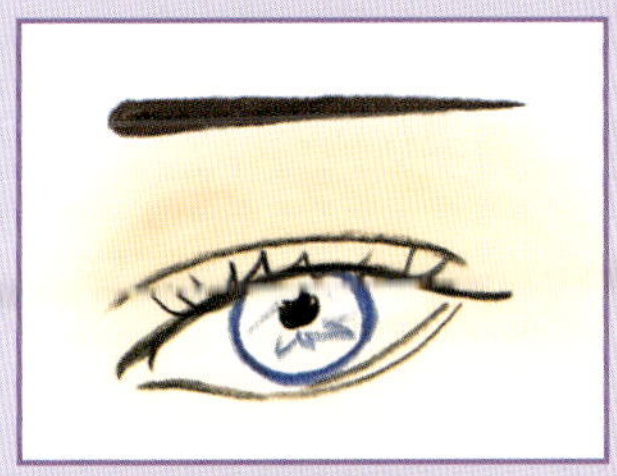

Les sourcils plats et droits atténuent l'expression du regard.

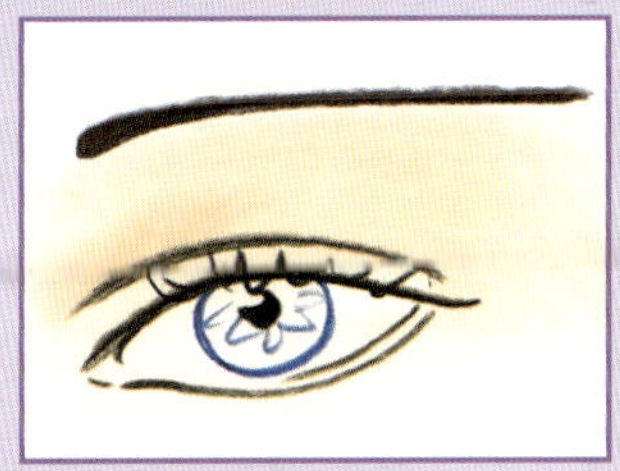

Les sourcils trop longs élargissent le visage.

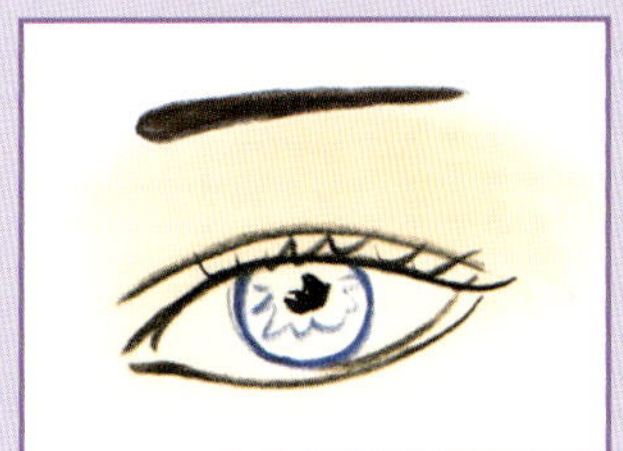

Les sourcils trop courts rétrécissent le visage.

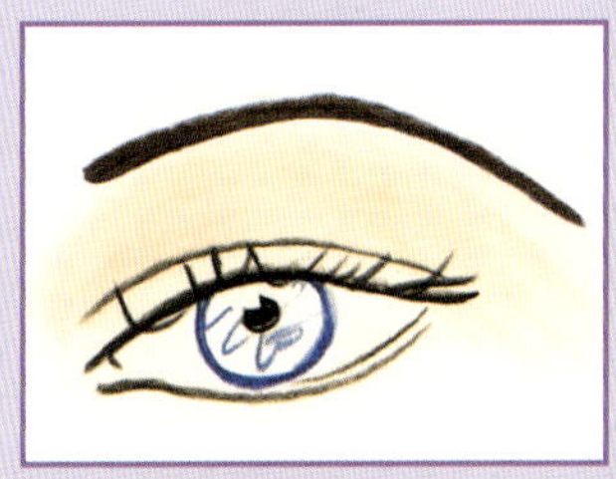

Les sourcils tombants attristent le regard et vieillissent.

MODIFIER LA FORME DES SOURCILS

Avant de procéder à une quelconque modification, il est prudent de chercher le nouveau dessin avec un crayon. Cela évitera bien des erreurs.

À la pince à épiler

Pour bien contrôler la ligne des sourcils, il est préférable de les épiler par-dessous et non par-dessus, mais que cela ne vous empêche pas d'enlever de petits poils follets situés au-dessus du sourcil ! Procédez poil par poil et doucement, en surveillant bien la ligne.

• Lissez la peau à la hauteur du sourcil, en la tirant horizontalement vers l'extérieur, très légèrement, avec le plat des doigts.

• Enlevez les poils un à un, en tenant votre pince presque couchée sur la peau pour éviter de les casser.

• Passez un coton imbibé d'alcool pour éviter tout risque d'infection, et pensez à nettoyer également votre pince à épiler.

Au crayon ou avec de la poudre et un pinceau

La correction de la forme des sourcils ne peut se faire qu'avec un crayon, qui permet d'imiter les poils en tirant de petits traits. On emploie en revanche de la poudre et un pinceau quand on veut foncer un sourcil.

Recréer des poils

La technique est très simple : faites des petits traits de crayon dans le sens de l'implantation des poils et brossez avec une brosse à sourcils.

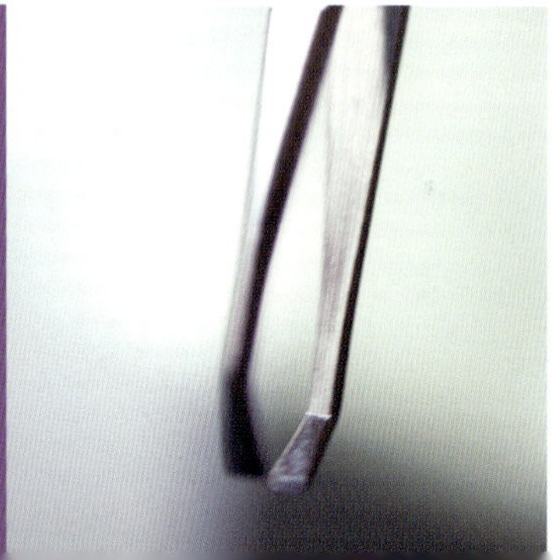

Rallonger un sourcil

Avec un crayon bien taillé, dessinez des petits poils en travaillant dans le sens de leur implantation. Veillez à ne pas dessiner un trait continu, car cela donnerait un aspect artificiel et durcirait votre visage. Brossez ensuite l'ensemble : sourcils et petits traits.

Combler un trou

Pour combler un petit trou, seule l'imitation de petits poils est parfaite. Dessinez des petits traits et brossez l'ensemble.

La pince à épiler

Cette pince est indispensable pour épiler les sourcils et supprimer tous les poils disgracieux qui poussent çà et là sur le visage. Pour une bonne épilation, non douloureuse, choisissez une pince de bonne qualité. Si vous la réservez à l'épilation, elle durera longtemps. Pensez à la désinfecter avec un coton imbibé d'alcool à 90° avant de vous en servir, ce qui supprimera tout risque d'infection.

Avant d'épiler vos sourcils, brossez-les bien pour ne pas risquer de modifier leur ligne (la plupart du temps, ce n'est pas la ligne qui demande une épilation, mais les quelques poils follets qui poussent en trop sous la ligne et qui l'empêche d'être nette) ; n'ôtez que les poils situés sous la ligne. Travaillez lentement, en enlevant calmement les poils un par un, sinon vous risquez de faire des trous !

Pour éviter toute douleur, tendez légèrement la peau des sourcils vers l'extérieur, couchez la pince dans le sens de l'épilation et tirez d'un coup sec. Après chaque opération, passez rapidement un petit coton imbibé d'alcool sur la pince.

Les faux cils

Ajouter quelques faux cils donne toujours un bel effet et ouvre instantanément le regard, mais il vaut mieux ne pas en poser si vous allez dans un lieu très enfumé, si vous devez avoir des bouffées d'émotion avec l'œil embué ou s'il pleut : les yeux piquent, larmoient, et les faux cils se décollent ! Ces artifices sont plutôt réservés à une soirée exceptionnelle.
Il existe sur le marché des franges de faux cils et des cils à coller un par un. La frange donne un résultat plus lourd, mais beaucoup de profondeur au regard. Les cils, qui se posent au coin externe des paupières supérieures, étirent et allongent les yeux.

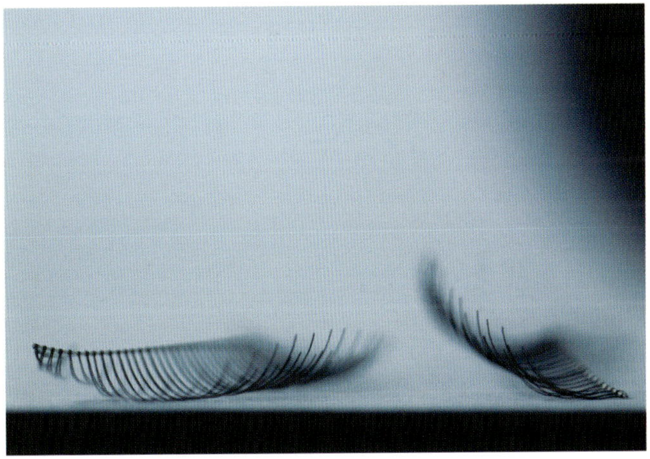

PRÉPARER UNE FRANGE DE FAUX CILS

Vous devez adapter la frange à la longueur de vos paupières en la posant sans colle, délicatement, sur la racine des cils. Elle doit dépasser le coin externe de l'œil de deux ou trois cils. Superposez la deuxième frange sur la première, afin d'ajuster sa longueur en éliminant, à l'aide de ciseaux fins, les cils en trop.

POSER ET ENLEVER UNE FRANGE DE FAUX CILS

Déposez une goutte de colle spéciale sur une spatule, prélevez-en un peu avec un bâtonnet en buis et étendez-la sur le liseré de la frange. L'œil fermé et les paupières immobiles, placez le centre de la frange au ras des cils, puis placez l'angle interne, et enfin l'angle externe. À l'aide du bâtonnet, exercez pendant quelques secondes de légères pressions sur toute la longueur de la frange, en veillant à ce qu'elle épouse harmonieusement la courbe de la paupière. Après vous êtes assurée que la frange est bien fixée, brossez cils et faux cils en les retroussant avec une brosse et du mascara. Plusieurs applications sont parfois nécessaires pour obtenir une unité.
L'enlèvement se fait en tirant la frange du coin interne de l'œil vers le coin externe. N'oubliez pas, ensuite, de démaquiller vos cils.

LES FAUX CILS UN PAR UN

Ces faux cils sont invisibles s'ils sont bien posés, et ils permettent de faire des corrections ponctuelles.
Leur pose est assez délicate à réaliser. Il faut du temps et une certaine dextérité pour y arriver ; si vous n'avez ni l'un ni l'autre, abstenez-vous.
Vous avez les yeux légèrement saillants ? Posez des cils assez près du centre de la paupière supérieure pour en diminuer l'aspect

proéminent. Vos yeux sont trop écartés ? Placez quelques cils au coin interne de l'œil. Vos yeux sont trop rapprochés ? Quelques cils posés au coin supérieur contribueront à les écarter. Vos yeux sont tombants ? Placez quelques cils au coin externe supérieur de l'œil. Vos yeux sont un peu trop ronds ? Posez quelques cils au centre de la paupière supérieure, afin de diminuer l'effet de rondeur en ouvrant le regard.

POSER ET ENLEVER LES FAUX CILS

Ils se présentent en bande prédécoupée, et il ne reste qu'à les coller. Disposez les faux cils dans une coupelle. Déposez un peu de colle sur un bâtonnet en buis, puis sur la base du cil, et placez ce dernier entre vos cils naturels. Lorsque tous les faux cils sont collés et bien fixés, accordez leur longueur à celle de vos cils naturels (cette opération est délicate, car il ne faut pas couper vos cils naturels en même temps que les faux cils !). Brossez délicatement vos cils et les faux cils avec un peu de mascara.
Pour enlever les faux cils, tirez légèrement sur chacun d'eux. N'oubliez pas ensuite de démaquiller vos cils.

MON CONSEIL

N'oubliez surtout pas de tailler correctement les faux cils en fonction de la longueur de vos cils naturels. Il ne faut pas que l'on puisse voir deux ou trois faux cils plus longs que les autres !

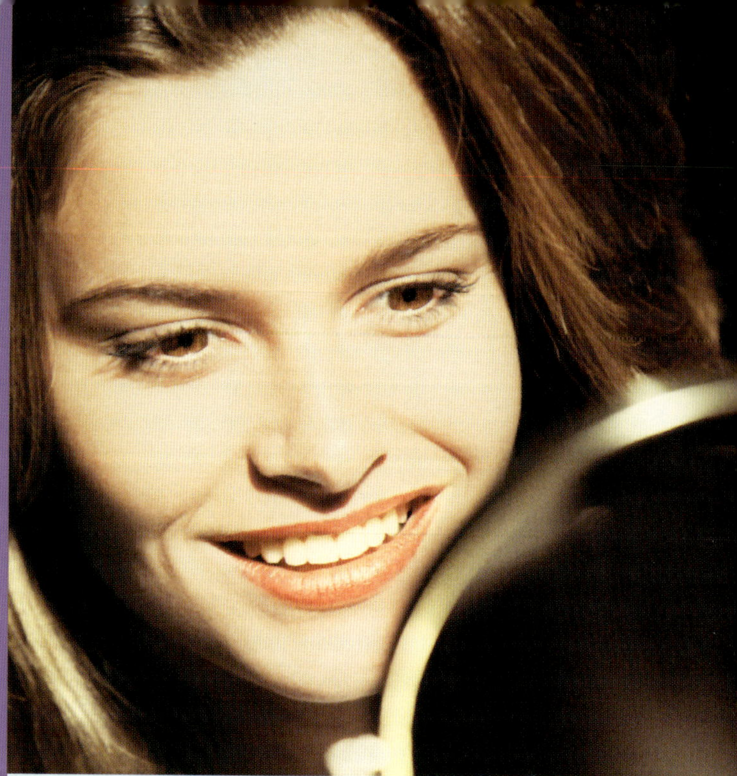

Quelques techniques de maquillage des yeux

Pourvu que vous respectiez les règles de base, toutes les fantaisies sont permises. Rappelez-vous, toutefois, que le maquillage sert à vous embellir, et non à vous ridiculiser parce qu'il est outré ou mal fait.
Les maquillages proposés ici sont très différents les uns des autres. Ils vont du plus simple au plus sophistiqué. Vous pouvez vous en inspirer, et les réaliser en les adaptant à votre morphologie et à votre personnalité.

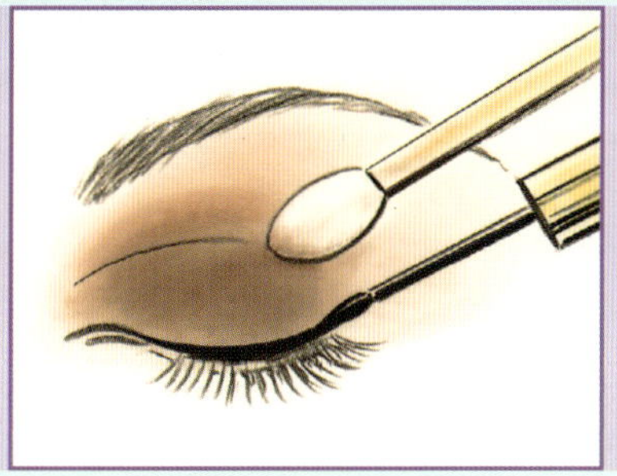
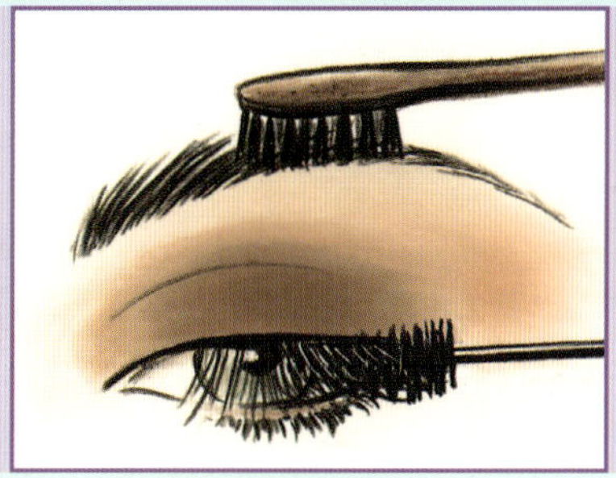
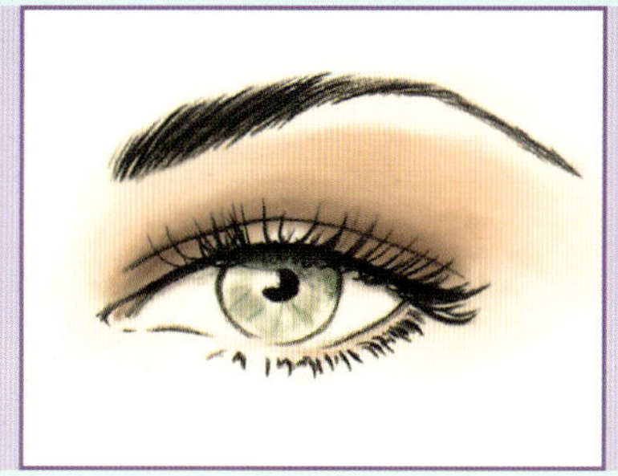

MAQUILLAGE TOUT SIMPLE

Ce maquillage convient à tout le monde, de la jeune fille à la femme d'âge mûr.

Matériel : poudre libre, fard à paupières (une couleur), crayon ou eye-liner, mascara, houppette, pinceau applicateur, brosse à sourcils.

• Poudrez vos paupières avec une houppette et de la poudre libre.
• Appliquez la couleur sur les trois quarts de vos paupières supérieures.
• Estompez-la bien avec le doigt ou un coin de votre houppette.
• Pour donner de la profondeur à votre regard, tirez un trait avec de l'eye-liner ou du crayon, en l'étirant au-delà du coin externe de vos yeux.
• Brossez vos cils supérieurs avec un mascara allongeant.
• Brossez vos sourcils, comblez les petits trous et allongez les sourcils si nécessaire.

Mon conseil : *complétez ce maquillage, en soulignant légèrement vos pommettes à l'aide de blush et en colorant discrètement vos lèvres.*

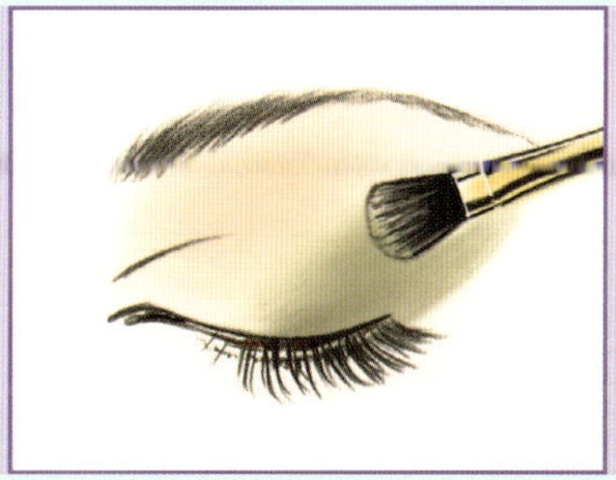
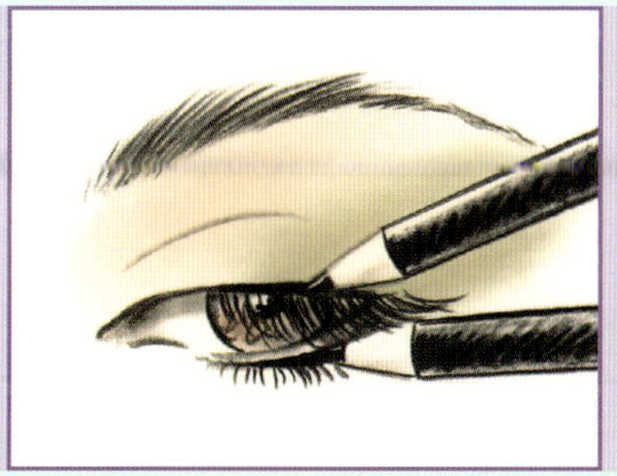
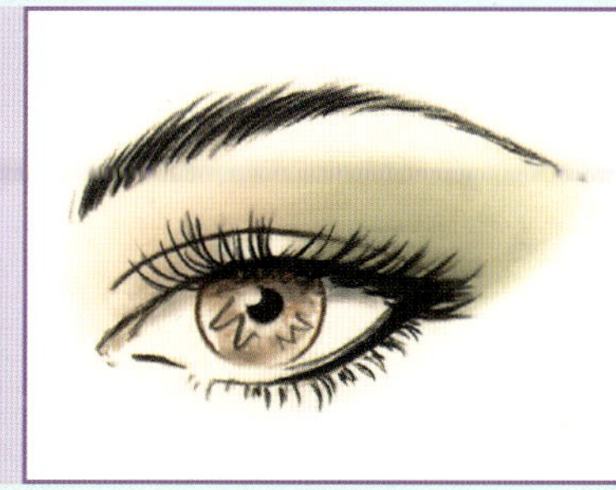

POUR ALLONGER LE REGARD

Ce maquillage étire beaucoup les yeux. Il convient à presque tout le monde quand il est adapté à la forme de l'œil.

Matériel : poudre libre, fards pour les yeux (une teinte blanche ou ivoire, irisée ou non, et une foncée), crayon pour les yeux, mascara, houppette, pinceaux applicateurs, brosse à sourcils.

• Poudrez vos paupières avec de la poudre libre et une houppette.
• Posez la couleur claire sur toute la paupière, jusque sous les sourcils, puis estompez-la avec un doigt.
• Posez la couleur foncée aux coins externes de vos paupières supérieures et étirez-la vers les tempes et la pointe des sourcils.
• Tirez, à partir du milieu de l'œil, un petit trait de crayon le long des paupières supérieures et inférieures, et étirez-le vers l'extérieur avec un coton-tige.
• Brossez vos cils en les étirant vers l'extérieur avec un mascara allongeant.
• Brossez vos sourcils, corrigez-les si nécessaire et allongez-les au maximum.

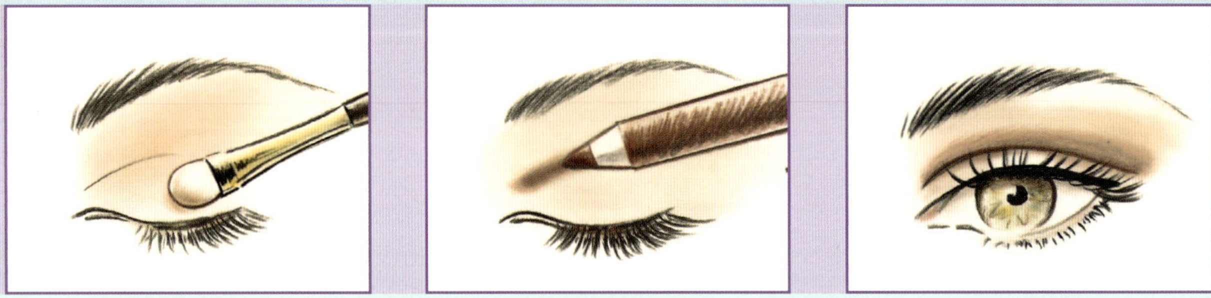

POUR AGRANDIR LES YEUX : TECHNIQUE DE LA BANANE

Cette appellation provient du fait que le trait ou l'ombre sont placés le long du pli d'intersection entre la paupière mobile et la paupière immobile.

En règle générale, tous les maquillages sont faits pour ouvrir le regard, quelle que soit la manière de poser la couleur (diffuse, en oblique ou sur toute la paupière), mais la technique de la banane permet de mettre les yeux particulièrement bien en valeur. Ce maquillage convient aux jeunes filles et aux jeunes femmes qui ont des paupières lisses exemptes de ridules. Malheureusement, dès qu'apparaissent ces dernières, il n'est plus possible de faire ce maquillage, parce que les ridules dévient la couleur.

Matériel : poudre libre, fard clair pour les yeux, crayon à paupières foncé, coton-tige, houpette, brosse à sourcils, mascara, crayon ou eye-liner. Quelles que soient les couleurs que vous désirez employer, le principe de ce maquillage est immuable : paupières mobiles et immobiles claires ; pli palpébral foncé.

• Posez sur toute la paupière (mobile et immobile) une ombre claire : ivoire, blanc ou couleur pastel.

• Avec un gros crayon à paupières foncé (marron, gris, noir, couleur sombre), tirez un trait large sur le pli de la paupière et estompez-le légèrement du bout du doigt ou avec un coton-tige, en remontant plus ou moins la couleur sur la paupière immobile en direction des sourcils. Il faut que, l'œil ouvert, la couleur se voie. Faites-la plus ou moins foncée selon ce que voulez obtenir ; pas trop appuyée, elle sera parfaite pour la journée ; marquée, elle sera plutôt réservée aux lumières artificielles du soir.

• Repoudrez très légèrement la paupière pour fixer la couleur et tirez un trait d'eye-liner ou de crayon au ras des cils de la paupière supérieure.

• Brossez vos cils avec du mascara, puis brossez vos sourcils.

Mon conseil : *les couleurs qui font le plus d'effet sans faire trop « maquillée » sont le marron, qui donne un résultat très velouté, et le gris, qui est un peu plus dur. Il m'arrive de faire une banane en marron chocolat, puis de renforcer le pli avec du gris foncé.*

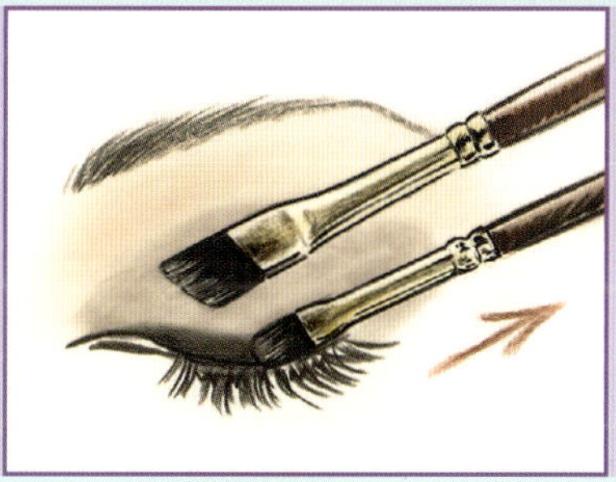

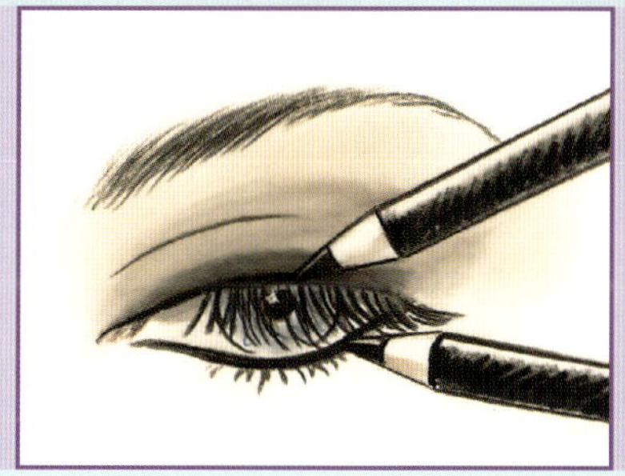

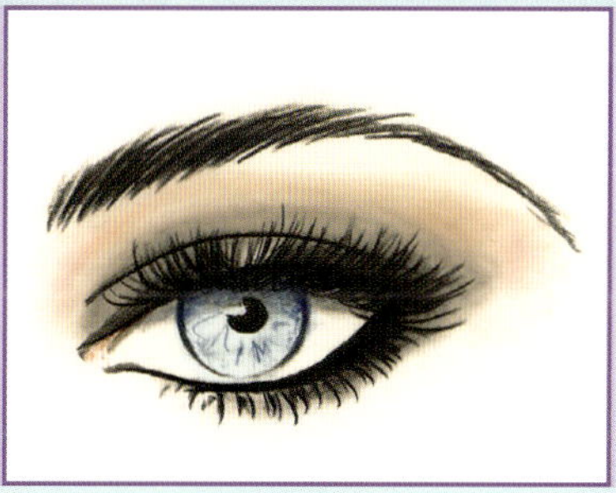

YEUX CHARBONNEUX

Ce maquillage est apprécié par de nombreuses jeunes filles, mais il convient aussi parfaitement aux jeunes femmes. Il est à déconseiller dès que de petites rides apparaissent sous les yeux, car celles-ci seraient renforcées par le noir. Il est très intéressant de faire des variantes de ce maquillage charbonneux en y introduisant une touche de couleur.

Matériel : poudre libre, fards mats beige, gris souris et gris foncé, crayon noir (ou bleu marine, ou, pour les variantes, bleu ciel irisé ou vert clair irisé), mascara, houppette, brosse à sourcils, pinceau applicateur.

• Poudrez correctement vos paupières, sans omettre les coins internes et externes, ce qui est important si vous ne voulez pas tacher vos paupières lorsque vous poserez les couleurs foncées.

• Posez sur toute la paupière mobile la couleur beige clair, pour bien unifier et éclairer la paupière.

• Appliquez le gris souris sur les trois quarts de la paupière supérieure.

• Avec le gris foncé, faites un trait un peu large tout le long des cils de la paupière supérieure.

• Tirez un fin trait de crayon noir le long des cils de la paupière supérieure et faites-en un autre sur le bord interne de la paupière inférieure.

• Brossez vos cils supérieurs et inférieurs avec beaucoup de mascara, en faisant attention à ce qu'ils ne soient pas collés les uns aux autres.

• Brossez vos sourcils. S'ils sont très blonds, vous devrez les foncer un peu pour qu'il n'y ait pas une trop grande différence entre les yeux charbonneux et les sourcils clairs.

Mon astuce : *les variantes consistent à remplacer le crayon noir posé sur le bord interne de la paupière inférieure par du bleu ou du vert clair irisé. La couleur sera choisie en fonction de la couleur des yeux.*

Mon conseil : *ce maquillage donnant la vedette aux yeux, mettez vos pommettes et vos lèvres en valeur avec une couleur pastel.*

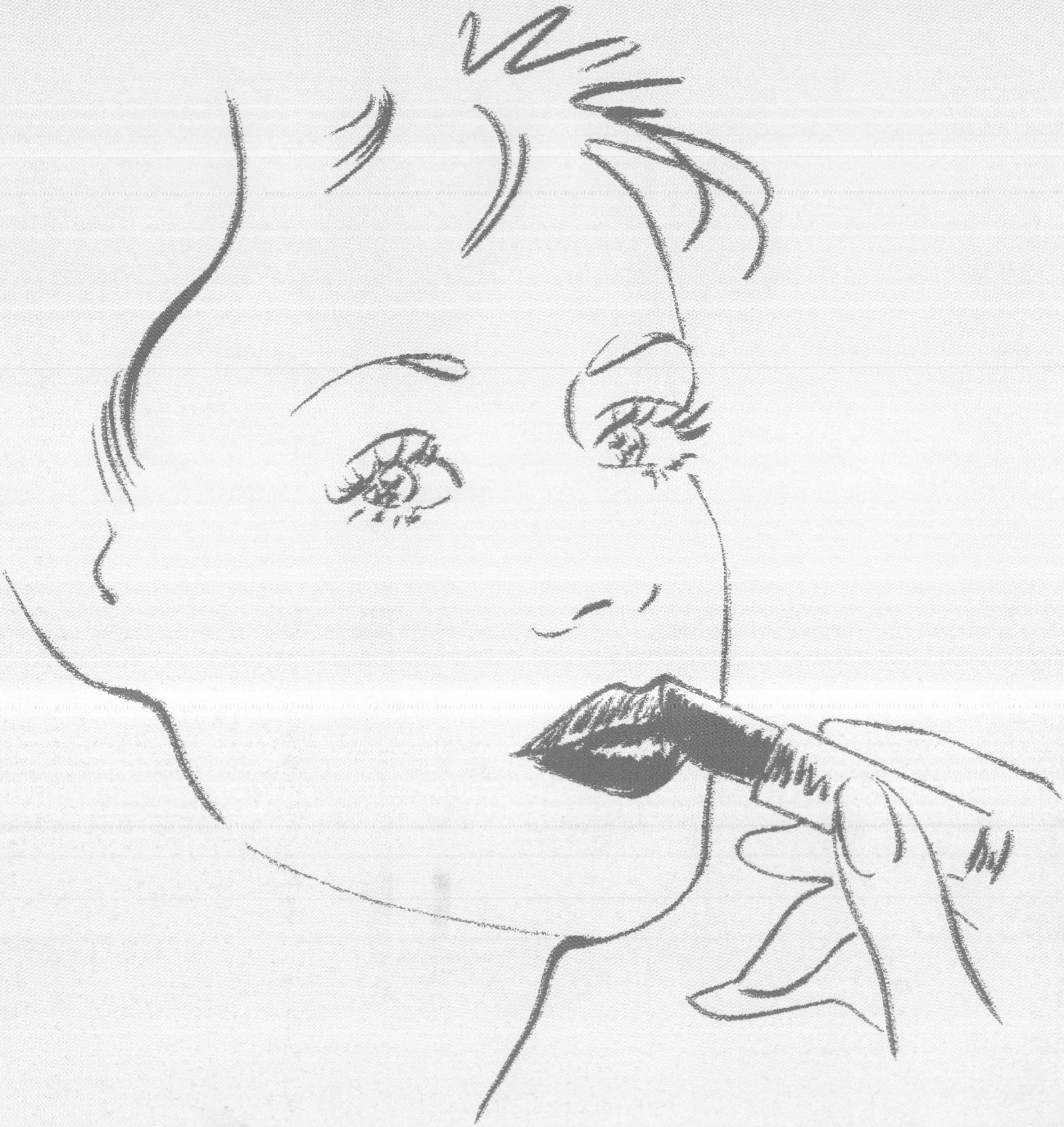

LES LÈVRES 5

Quel que soit le style de votre maquillage, ne négligez pas vos lèvres. Aucun maquillage n'est fini sans des lèvres au dessin élégant et précis. La bouche est un des points essentiels de la construction d'un visage. Elle demande donc une attention toute particulière. Le maquillage de vos lèvres nécessite d'avoir un crayon à lèvres, un tube de rouge à lèvres et du brillant.

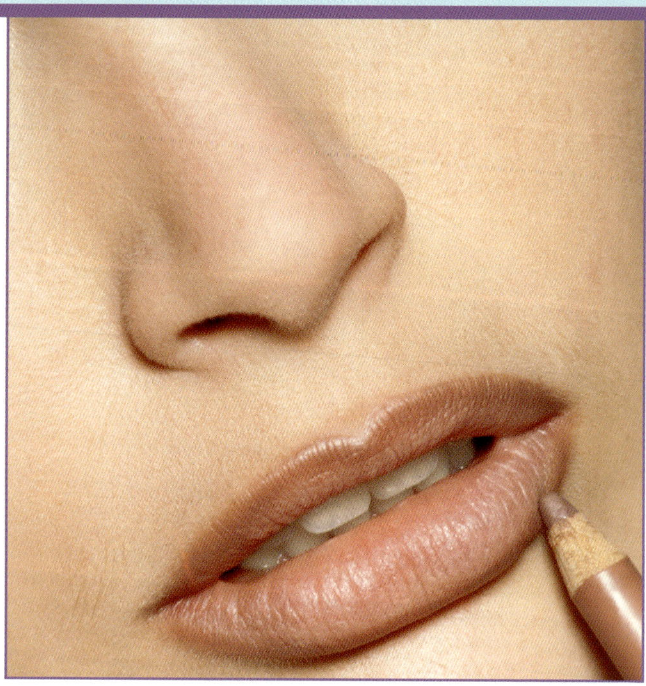

Le crayon à lèvres

Le crayon est le premier produit dont vous allez vous servir ; il vous permettra de tracer avec précision le contour de vos lèvres, de faire des modifications en corrigeant l'asymétrie de la forme des lèvres, et empêchera le rouge à lèvres de filer dans les petites ridules qui se forment autour des lèvres à partir d'un certain âge. La consistance de la mine ne doit être ni trop dure (vous n'arriveriez pas à tracer un trait correct) ni trop molle (il s'écraserait sur vos lèvres, le trait serait flou et ne tiendrait pas).
La mine doit toujours être bien taillée si vous voulez obtenir des traits précis. Selon l'intensité du trait, votre bouche et l'ensemble de votre visage seront modifiés :
• un trait net et très foncé vous durcira ;
• un trait moyennement visible affirmera votre bouche ;
• un trait donnant une impression de netteté, mais estompé, ne vous durcira jamais et sera toujours de bon goût.

POSER LE CRAYON

En faisant de petits traits nets, commencez à délimiter votre bouche à partir du milieu de la lèvre supérieure.
• Faites le petit cœur du milieu de la lèvre supérieure sans lui donner une forme pointue, mais plutôt arrondie.
• Tracez un trait depuis le cœur jusqu'à l'une des commissures, puis passez à l'autre côté.
• Enfin, dessinez la lèvre inférieure en partant du milieu de la lèvre et en allant vers les commissures.
Mon conseil : *travaillez lentement, sinon vos traits ne seront pas symétriques, et vous aurez la bouche de travers.*

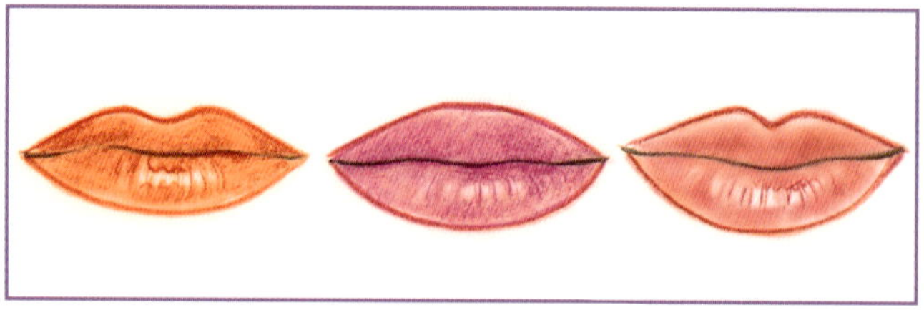

CORRIGER LA FORME DES LÈVRES

Pour avoir une bouche parfaite au contour harmonieux, il ne suffit pas de colorer les lèvres, il faut avant cela en redessiner le contour pour obtenir un dessin élégant.

La technique de correction des lèvres est simple, mais vous devez respecter certains impératifs pour que les modifications ne se voient pas. Rien n'est plus laid et plus artificiel que des lèvres inconsidérément agrandies par un trait de 3 millimètres au-dessus du trait naturel ! Au contraire le dessin doit donner une expression naturelle à la bouche. Si vous devez modifier les contours naturels, cela ne doit jamais dépasser 1 millimètre.

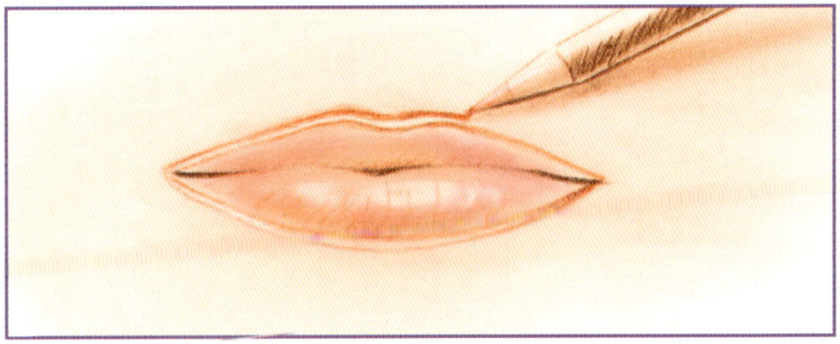

Lèvres trop fines

Il est nécessaire de leur redonner du volume en corrigeant leur forme et en posant un rouge adéquat. Munissez-vous de deux crayons : un clair (beige), qui va servir à donner du volume et de la lumière autour de la bouche, et un autre plus foncé, de la couleur de votre rouge à lèvres ou de celle de vos lèvres si vous ne posez pas de rouge ensuite. Préférez des couleurs pas trop foncées ; évitez le marron, l'aubergine et le rouge bordeaux, qui risquent de « pincer » vos lèvres. Choisissez plutôt des couleurs douces – roses, rouge vermillon ou carmin – qui donnent du volume aux lèvres. Pour contribuer à donner du volume à vos lèvres, posez du brillant ou un peu de rouge à lèvres clair (rose ou rouge) au centre des lèvres supérieures et inférieures.

- Tirez un trait de crayon clair (beige) juste au-dessus de la forme naturelle de vos lèvres, en suivant le contour de ces dernières. Vous verrez instantanément votre bouche agrandie.
- Estompez bien ce trait clair du bout du doigt, car il ne doit pas se voir, mais se percevoir seulement.
- Redessinez le contour de vos lèvres avec le crayon plus foncé.
- Posez le rouge, puis le brillant.

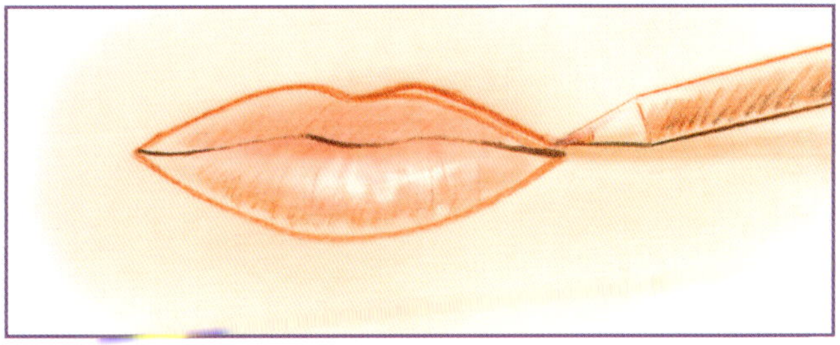

Bouche aux contours irréguliers

Une bouche aux contours vraiment irréguliers n'est pas harmonieuse et peut paraître dure.

- Redessinez un contour plus régulier avec un crayon, en commençant par le petit cœur et en descendant vers les commissures.
- Estompez le trait, puis posez votre rouge à lèvres et votre brillant.

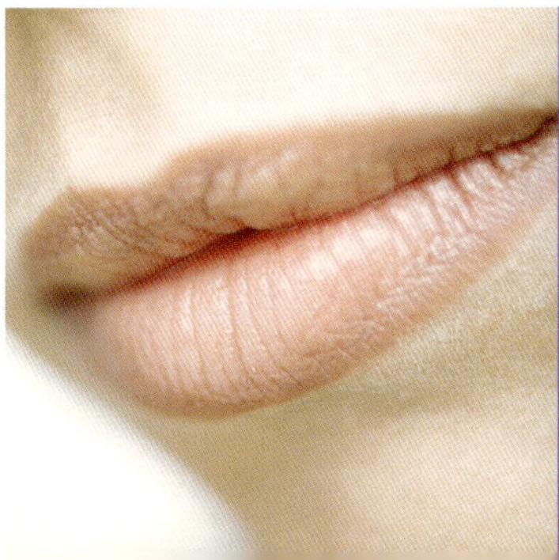

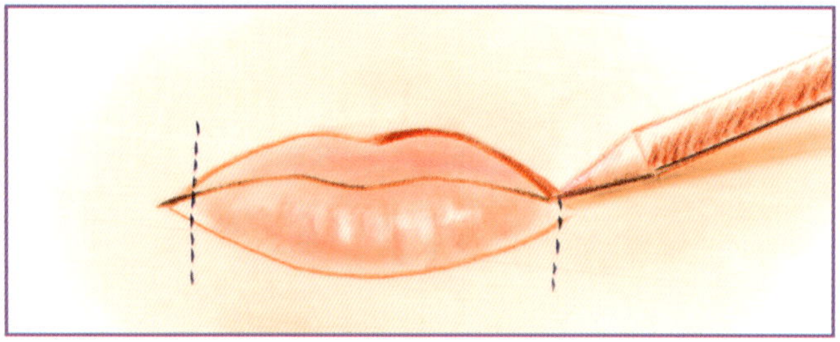

Lèvres tombantes
Cette forme des lèvres donne facilement l'air triste et pessimiste. Elle nécessite une toute petite correction. Faites attention à ce qu'elle ne se voie pas.
• Avec un crayon, redessinez le contour des lèvres en commençant par la lèvre supérieure ; arrondissez très légèrement le trait et arrêtez-le quelques millimètres avant les commissures. Cela aura pour effet d'estomper les commissures tombantes.
• Redessinez également la lèvre inférieure et arrondissez un peu le trait au niveau des commissures pour englober la fin des commissures tombantes et arrondir ainsi toute la lèvre.
• Posez votre rouge à lèvres et le brillant uniquement au centre des lèvres pour accentuer le volume.

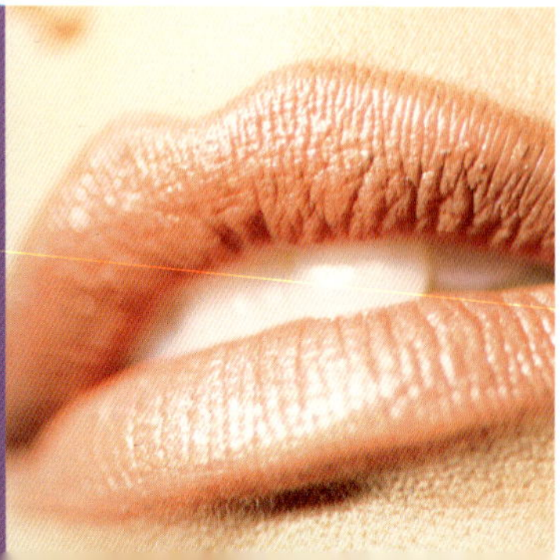

Lèvres trop charnues
Ce genre de lèvres se corrige avec une couleur plus foncée que votre rouge de base, que vous poserez sur la partie charnue. Imaginons que vous ayez un rouge à lèvres rouge vermillon : posez-le, puis appliquez par-dessus une pointe de marron chocolat sur la partie charnue. Fondez bien la couleur à votre rouge à lèvres, en veillant à laisser le plus foncé sur la partie charnue. Vous réussirez ainsi à garder votre bouche rouge tout en aplatissant la partie charnue.

Lèvre supérieure plate
• Avec un crayon, recréez une ligne incurvée au-dessus de la ligne naturelle.
• Posez le rouge et du brillant au centre de la lèvre pour contribuer à lui redonner du volume.

Bouche pulpeuse
• Redessinez le contour au crayon clair (beige) en allant du milieu de la lèvre supérieure vers les commissures, sans pour autant aller jusqu'au bout (cela accentuerait l'effet linéaire).
• Appliquez ensuite le rouge à lèvres.
• Posez au centre des lèvres un peu d'une couleur plus claire que celle de votre rouge à lèvres.

Moustache

Si vous avez un duvet foncé et dense au-dessus de la lèvre supérieure, n'hésitez pas à l'épiler avec de la cire. Vous ne serez jamais nette sinon, et un rouge à lèvres de couleur vive fera ressortir ce duvet.

Vous n'êtes pas obligée de rester dans le même ton que votre rouge : vous pouvez parfaitement, par exemple, poser un rose sur un rouge carmin, un rose très clair sur un vieux rose, une couleur prune ou aubergine, un rouge très clair sur un rouge vermillon.

QUELLE COULEUR CHOISIR ?

Le choix est déterminé par ce que vous voulez obtenir : souligner simplement le contour pour une mise en valeur discrète (couleur ton sur ton avec le rouge, ou encore ton sur ton avec vos lèvres si vous ne mettez pas de rouge) ; souligner le contour pour mettre la bouche en évidence (crayon foncé marron, noir, rouge foncé, violet... le choix dépend de vos goûts).

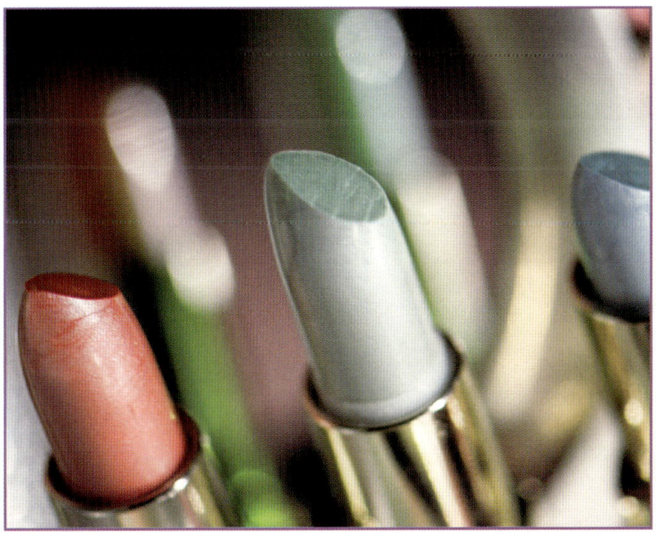

MON ASTUCE

Voici un petit test de recherche de couleur de rouge à lèvres que je pratique parfois. Coloriez des morceaux de feuille blanche cartonnée ou de simple papier blanc avec des crayons de couleur : un rose bonbon, un rose fuchsia, un rouge vermillon, un rouge carmin, un marron chocolat, un aubergine et un rouge orangé. Posez successivement ces bouts de papier devant votre bouche et voyez si la couleur vous va. Bien entendu, ce test ne vous aidera qu'à savoir si le rose vous va ou ne vous va pas du tout. Dans la réalité, les couleurs des rouges à lèvres sont plus chatoyantes que celles des crayons de couleur.

Le rouge à lèvres

Il existe de nombreuses textures de rouges (mate, brillante, sèche, pailletée...), et leur présentation est variable (en bâton, en boîtier, en crayon). Enfin, la gamme des couleurs est infinie, du rose au rouge, du beige au marron...

QUELLE COULEUR CHOISIR ?

Évidemment, ce choix se fait en fonction de vos goûts, mais quelques généralités vous guideront.

- Si vous êtes brune ou châtain, préférez les tons rouge pur, vermillon, carmin ou brique.
- Si vous êtes rousse, optez pour les tons rouge pur, vermillon, tous les tons de brique et ceux tirant vers l'orangé, l'abricot.
- Si vous êtes blonde, choisissez des tons doux, comme le rose, le vieux rose ou le beige rosé.

D'une couleur à l'autre, votre bouche et l'ensemble de votre visage peuvent devenir joyeux, attirants, ou sombres et tristes. Il suffit de si peu de choses pour faire basculer une expression ! Un rouge trop clair ou trop foncé, et l'on devient fade ou l'on prend des airs de sorcière ! N'oubliez jamais cela en choisissant la couleur de votre rouge à lèvres. Prenez le temps d'essayer et de regarder à la lumière du jour, et non sous les néons des grands magasins !

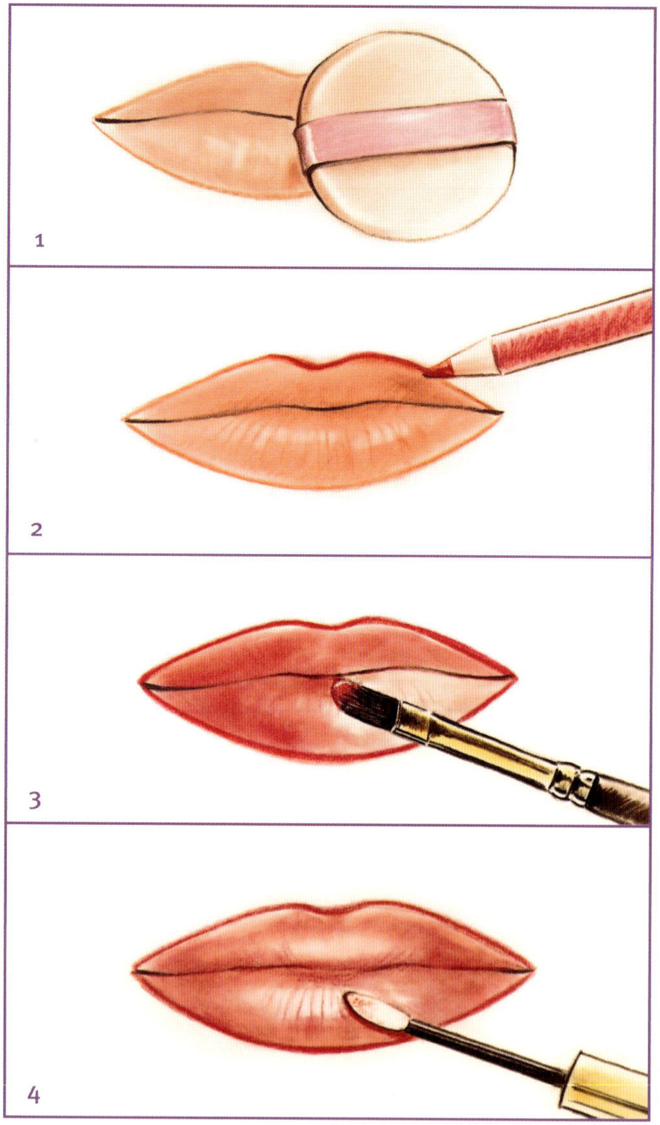

FAITES-VOUS UNE BOUCHE DE STAR

• Avant de maquiller vos lèvres, assurez-vous qu'elles sont bien hydratées, donc bien lisses. Si elles ne le sont pas suffisamment, appliquez dessus un peu de votre crème hydratante et supprimez l'excès de gras de la crème avec un mouchoir en papier.
• Poudrez très légèrement vos lèvres (1).
• Redessinez le contour de vos lèvres avec un crayon bien taillé (2).
• Avec un pinceau à lèvres (dans l'idéal) ou avec votre tube de rouge, posez une première couche de rouge et étalez-la bien uniformément (c'est difficile sans pinceau). Supprimez l'excédent de produit en pinçant les lèvres sur un mouchoir en papier (3).
• Reposez une très fine couche de rouge, afin de redonner de la couleur et un peu de brillance.
• Terminez en appliquant une pointe de brillant au centre des lèvres (4).

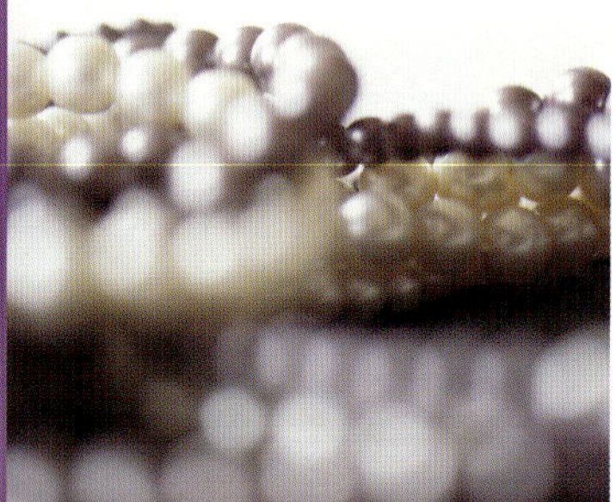

LE PINCEAU À LÈVRES

Ce pinceau est indispensable si vous voulez bien dessiner vos lèvres et les colorer régulièrement sans faire d'épaisseur. Choisissez-le en poils de martre, car ces derniers sont assez durs, ce qui est indispensable pour étaler avec précision le rouge à lèvres.
Préférez les formes avec bout pointu (et non carré) pour ne pas déborder.
Prenez appui sur une table devant une glace, posez l'auriculaire sur le menton pour bien stabiliser votre main et appliquez calmement le rouge. Pour obtenir un tracé symétrique, commencez toujours par dessiner le milieu des lèvres.
Après emploi, essuyez le pinceau sur un kleenex pour enlever le surplus de couleur et lavez-le à l'eau savonneuse.

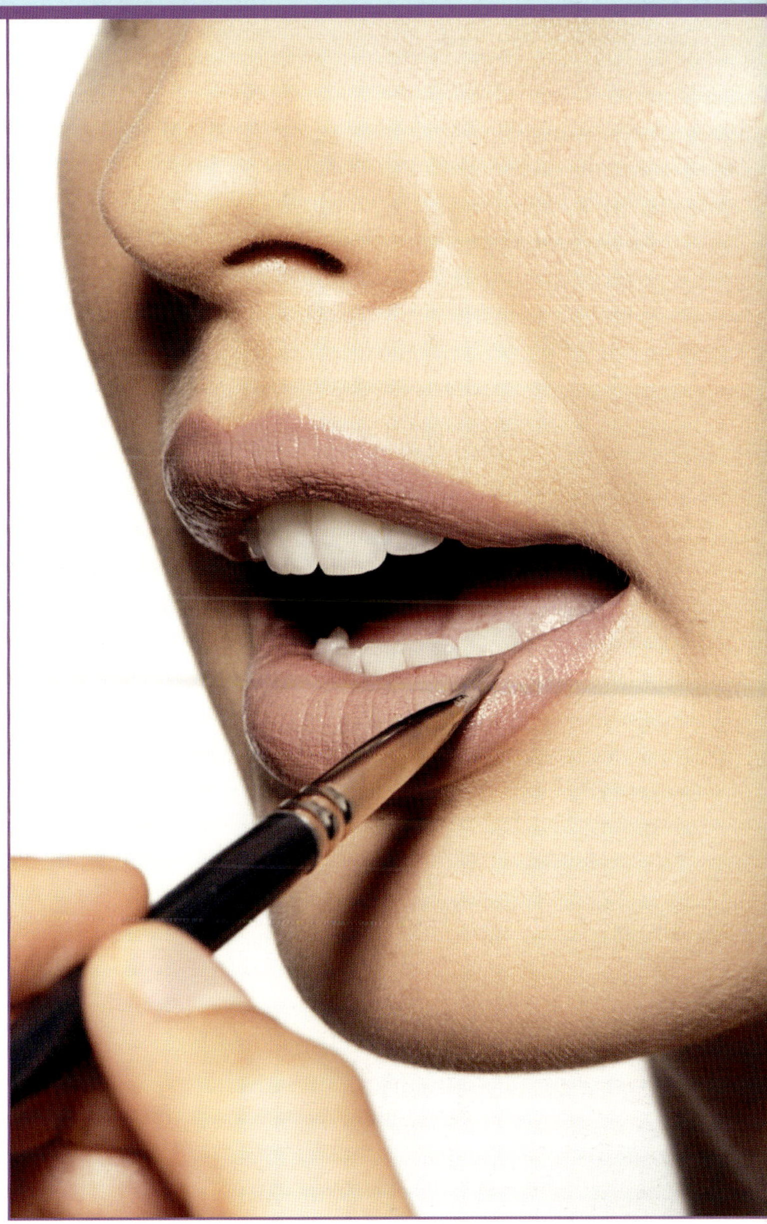

Le brillant à lèvres

Le « gloss » sert à faire briller les lèvres et, dans le même temps, à donner du volume par effet d'optique. Vous le trouverez en différentes versions : colorées ou non, irisées ou non. Les brillants colorés peuvent teinter légèrement les lèvres, ce qui vous évitera l'emploi de rouge à lèvres si vous le souhaitez.

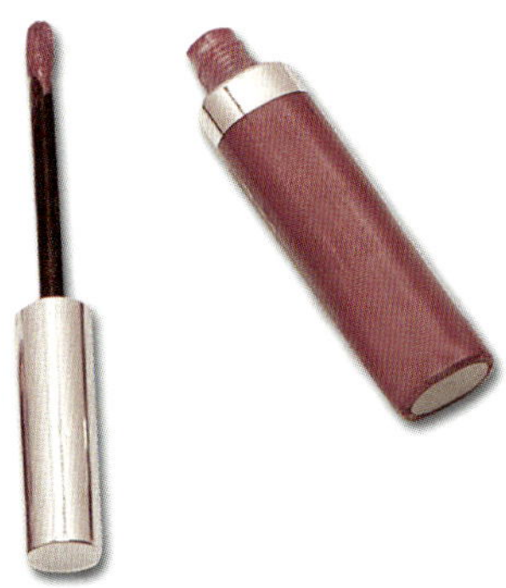

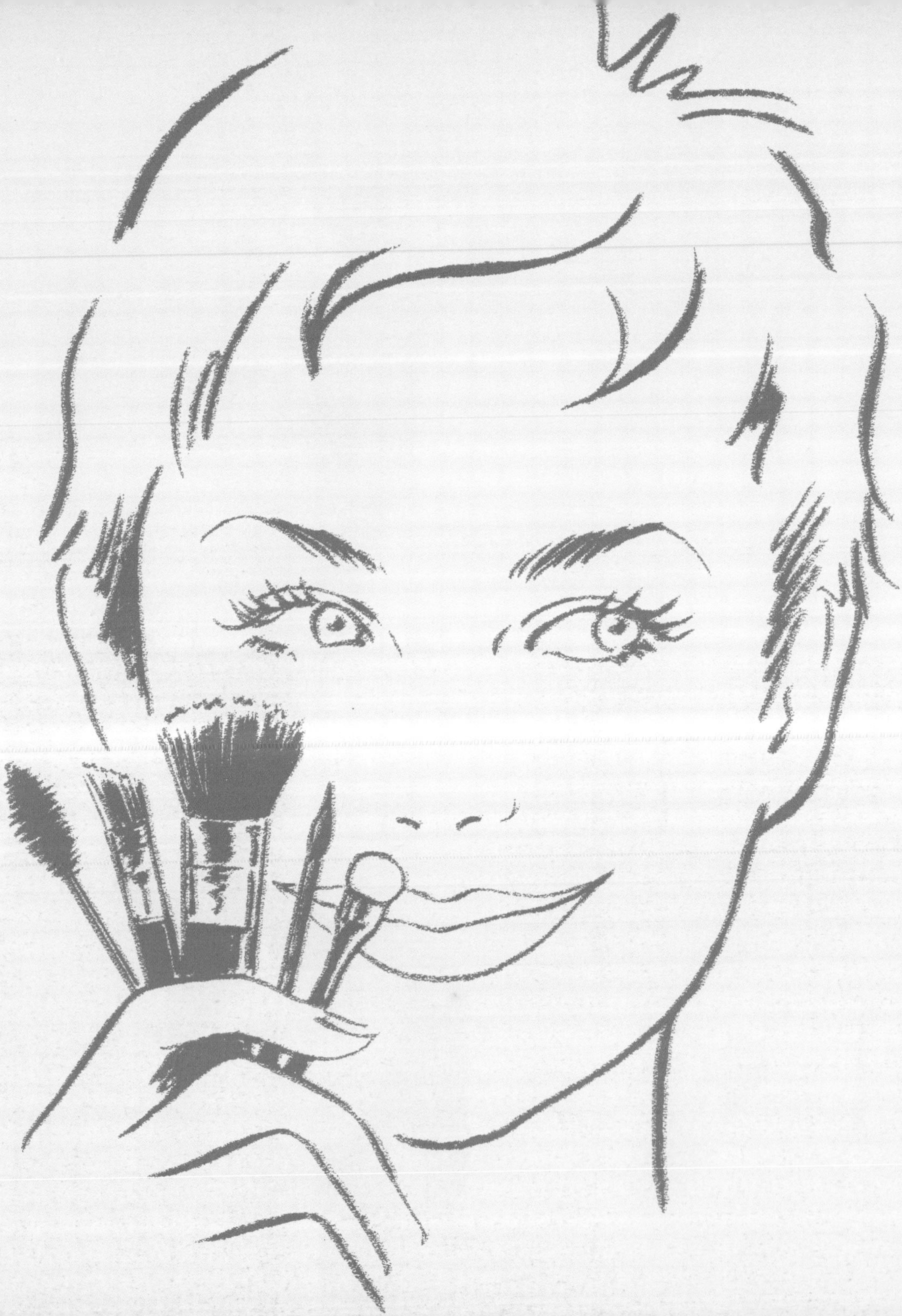

6
MAQUILLAGE : TOP CHRONO ET CONSEILS DE PROS

Vous ne disposez pas toujours du même temps pour vous maquiller : aussi je vous invite à découvrir trois techniques de maquillage en fonction du temps que vous pouvez y consacrer. Je vous propose aussi quelques conseils selon la circonstance, la couleur de vos cheveux. Enfin, je vous offre un florilège de mes « trucs » de pro...

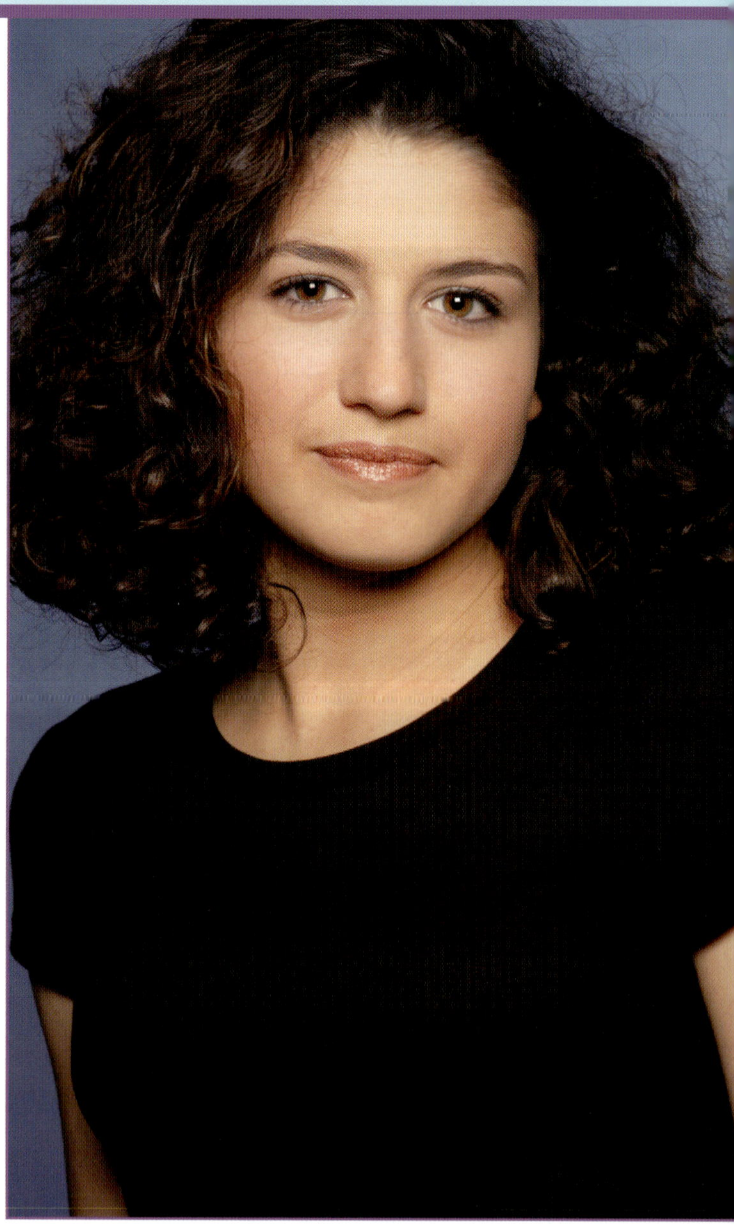

Top chrono

Avant de partir au travail, avant une soirée en amoureux ou pour une grande occasion, nous ne consacrons pas toujours le même temps à notre embellissement, mais cela ne veut pas dire qu'en 5 minutes un maquillage ne puisse pas être réussi : la preuve...

Que vous faut-il ?

Crème hydratante de jour, poudre compacte, anticerne ton sur ton, mascara, fard à joues (blush), rouge à lèvres, gloss, pinceaux à poudre de taille moyenne (pour la poudre compacte et le fard à joues).

EN 5 MINUTES...

Vous prenez cinq minutes pour vous maquiller : que pouvez-vous faire ? Ne renoncez pas à vous maquiller le matin de peur d'être en retard, mais, de grâce, ne vous maquillez pas dans le bus ou dans le métro ! Des clientes m'ont montré ce qu'elles arrivent à faire malgré le mouvement du bus, et je peux vous affirmer que cela ne ressemble pas à une mise en valeur du visage ; c'est un peu n'importe quoi : la peau brille, le trait autour des yeux est de travers, le blush est mis n'importe comment sur une peau grasse (qu'il a donc tachée) ; quant au rouge à lèvres, il donne un contour incertain à la bouche !

Donnez-vous donc cinq minutes chez vous pour faire correctement votre maquillage ! Il est néanmoins évident que dans un laps de temps aussi court, vous n'allez pas pouvoir réaliser votre maquillage sublime de l'année ! Vous pouvez tout juste faire une petite mise en beauté, mais ce n'est pas une raison pour négliger les bases élémentaires de la préparation de la peau avant maquillage.

Lorsqu'on est pressée, il faut être ordonnée pour qu'il y ait une bonne coordination entre les gestes. Cela veut dire que les outils et les produits doivent être réunis au même endroit : dans un petit panier, dans un tiroir si vous êtes chez vous ou dans une trousse si vous faites votre maquillage ailleurs.

• Appliquez la crème hydratante sans oublier les lèvres, puis donnez-lui le temps de pénétrer avant de vous maquiller. Enlevez le surplus avec un kleenex ou une serviette humide.

• Mettez de l'anticerne si nécessaire. Appliquez la poudre compacte ; elle unifiera parfaitement votre teint en moins de trente secondes (réservez le fond de teint et la poudre libre pour les jours où vous avez plus de temps).

• Donnez-vous bonne mine en posant un peu de blush sur vos pommettes : prélevez un peu de couleur, tapotez le pinceau sur le dos de votre main, souriez à votre miroir, appliquez la couleur sur le saillant de la pommette, puis estompez-la avec deux doigts ou avec le plat de la main. Ayez la main légère avec le blush, car c'est juste un coup d'éclat qu'il vous faut.

• Étalez un soupçon d'ombre à paupières de couleur neutre (beige, marron, châtain ou gris fumée) à partir du coin interne de l'œil, puis estompez-le avec un applicateur en mousse ou le doigt en l'étirant vers l'arcade sourcilière.

• Donnez de la profondeur à votre regard en brossant rapidement vos cils avec du mascara, évitez de trop charger votre brosse de mascara ; maquillez d'abord les cils inférieurs, puis, pendant qu'ils sèchent, posez le mascara sur les cils supérieurs.

• Brossez vos sourcils vers le haut avec une brosse légèrement humidifiée pour leur donner plus de netteté.

• Posez avec soin votre rouge à lèvres directement avec votre bâton de rouge et ajoutez une touche de gloss.

Vous voilà prête en 5 minutes top chrono ! Un maquillage aussi vite fait ne tient pas parfaitement toute la journée (vous n'avez pas pris le temps de bien fondre chaque fard sur la peau et d'attendre un minimum de temps pour qu'il adhère bien), alors pensez à prendre votre trousse de maquillage pour faire un raccord dans la journée.

MON ASTUCE

Pour plus de transparence, posez toujours l'anticerne pardessus le fond de teint et sous la poudre compacte.

EN 15 À 20 MINUTES...

C'est le temps qu'il faut consacrer à son maquillage quotidien si l'on veut qu'il soit minutieux, transparent, et qu'il tienne bien toute la journée. Vous allez employer un peu plus de produits que lorsque vous vous maquillez en 5 minutes : prenez le temps de bien les appliquer et de les laisser adhérer à votre peau. S'accorder 15 minutes tous les matins pour se sentir belle toute la journée n'est pas si difficile, mais essentiel pour le moral. À vous de décider résolument de vous maquiller tous les jours de l'année. C'est une question de volonté. Pour peu que vous ayez pris le temps de bien fondre chaque fard sur la peau, votre maquillage ne devrait pas bouger de la journée.

• Préparez votre peau en l'hydratant correctement : posez la crème et faites-la bien pénétrer ; patientez durant quelques secondes, puis enlevez le surplus de la crème avec un mouchoir en papier légèrement humidifié ou une serviette humide.

Que vous faut-il ?

Crème hydratante de jour, fond de teint, anticerne, poudre libre, un ou deux fards à paupières, crayon ou eye-liner, mascara, fard à joues, crayon à lèvres, rouge à lèvres, brillant à lèvres, éponge à fond de teint, houppette en coton, pinceau pour le fard à joues, pinceau à lèvres.

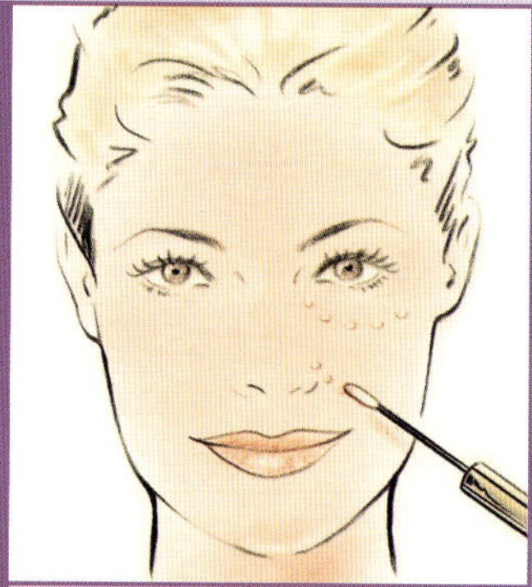

• Posez votre fond de teint avec une éponge humide, et laissez-lui le temps d'adhérer à votre peau. Appliquez l'anticerne : posez-en dans le cerne et sur les imperfections, puis estompez-le bien du bout du doigt et patientez une seconde pour lui laisser le temps de se fixer.

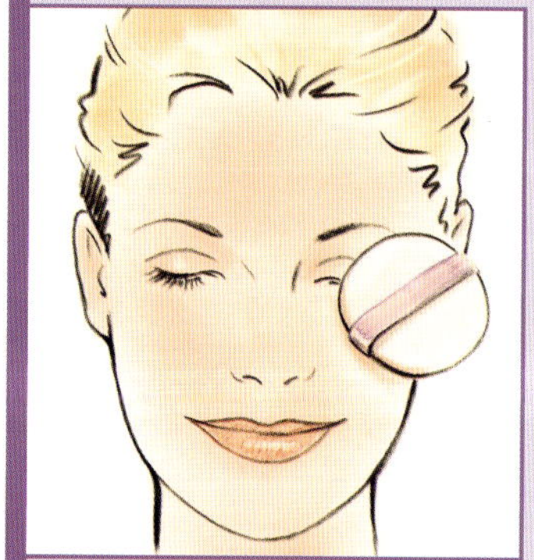

• Posez la poudre libre : prélevez-en un peu avec une houppette et posez des petits tas un peu partout sur votre visage, paupières comprises, puis lissez-la. Votre teint sera parfaitement unifié et velouté.

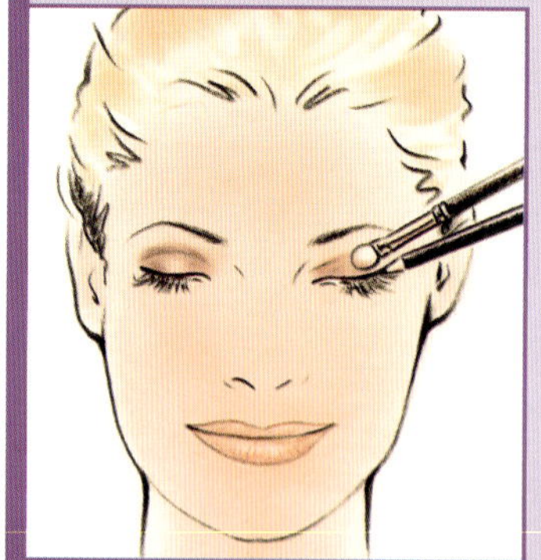

• Étalez votre ou vos fards à paupières avec un pinceau en mousse ou en poils, puis estompez-les du bout du doigt. Donnez de la profondeur à votre regard en tirant un trait de crayon ou d'eye-liner au ras des cils supérieurs ; faites de même au ras des cils inférieurs si cela vous va.

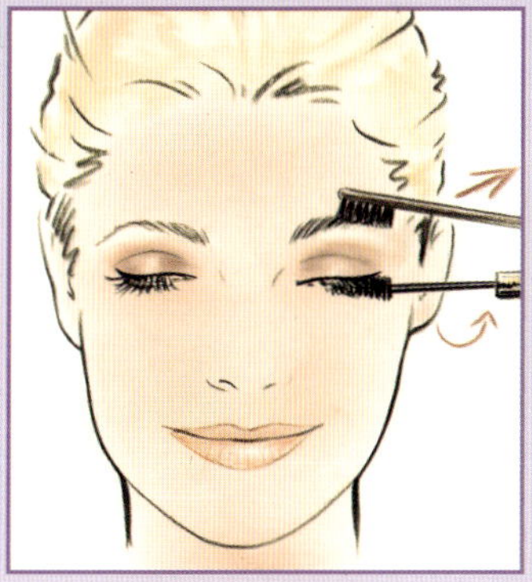

• Brossez vos cils avec du mascara : posez une première couche, puis une seconde pour bien ouvrir votre regard. Brossez vos sourcils, sans oublier d'humidifier d'abord légèrement la brosse pour plus de netteté.

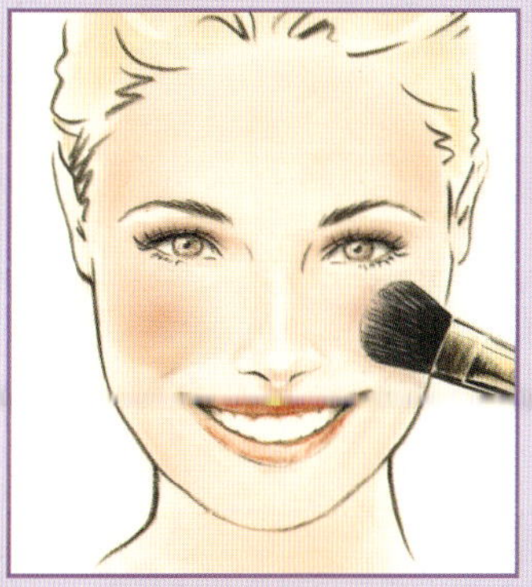

• Donnez-vous bonne mine avec un peu de blush, que vous poserez très haut sur vos pommettes pour remonter vos traits.

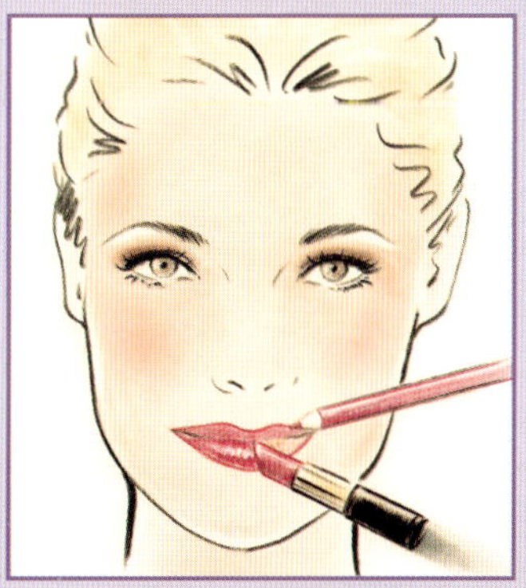

• Redessinez le contour de vos lèvres avec un crayon, en commençant par le petit cœur et en descendant vers les commissures de la lèvre supérieure. Procédez par petits traits fins, cela vous permettra de corriger vos erreurs plus facilement que si vous tiriez de grands traits. Posez votre rouge à lèvres, puis le brillant.

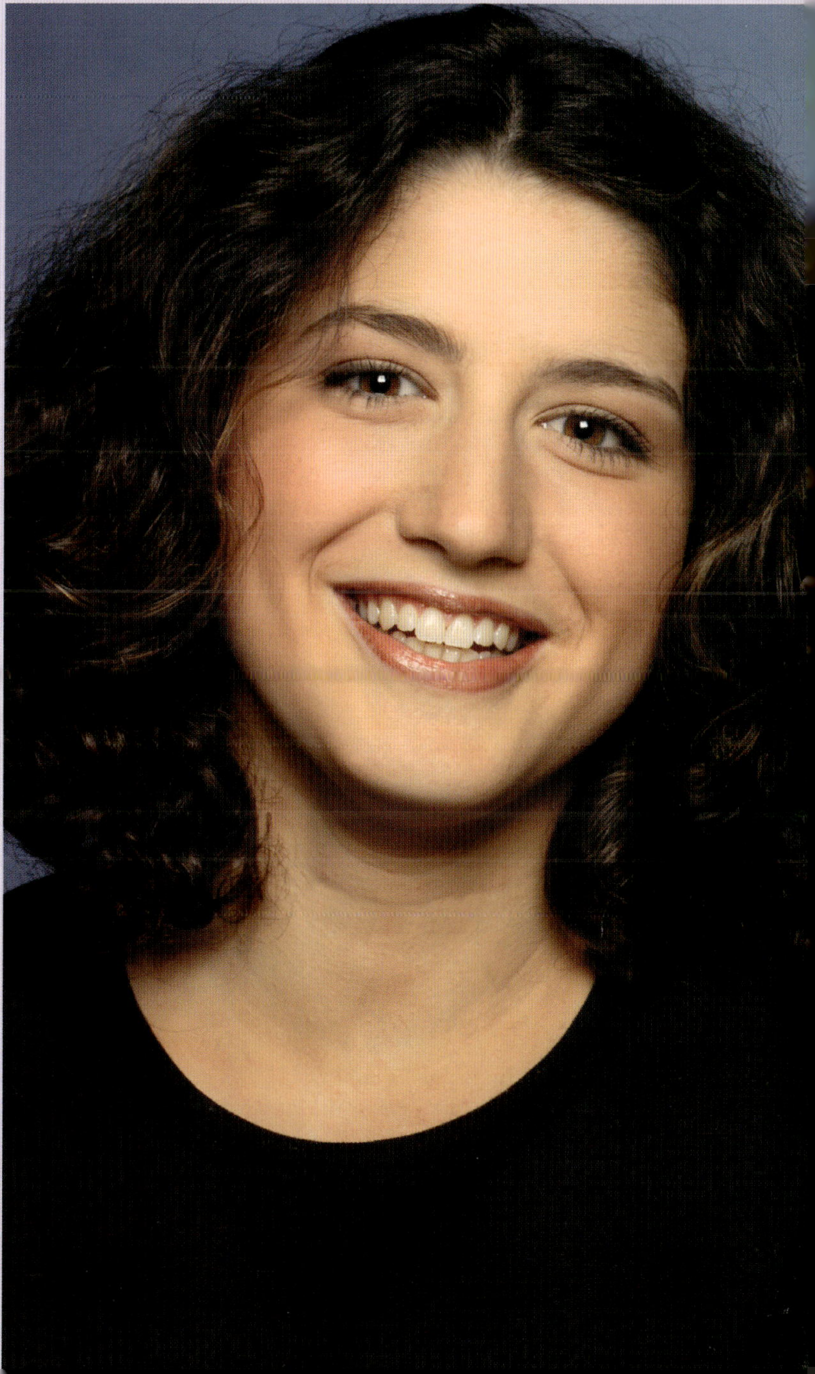

EN 30 À 45 MINUTES…

À moins qu'elle ne travaille pas, une femme ne peut consacrer autant de temps à son maquillage, sinon exceptionnellement. Un maquillage assez élaboré demande de la tranquillité. Ménagez-vous un espace bien éclairé rien que pour vous. Rassemblez en un même endroit les produits qui vous seront nécessaires et maquillez-vous calmement. Vous avez le temps de bien préparer votre peau à recevoir le maquillage, ce qui va lui permettre de rester impeccable tout au long de la journée ou de la soirée.

• Préparez bien votre peau en vous faisant de petits massages faciaux avec votre crème hydratante, puis enlevez le surplus de crème avec un mouchoir en papier ou une serviette humide.
• Posez la crème lifting autour des yeux ou sur tout votre visage pour bien le lisser. Laissez-la agir tranquillement.
• Posez votre fond de teint avec une éponge humide. Lissez-le soigneusement, chauffez-le avec le bout de vos doigts pour l'aider à bien adhérer, et attendez quelques secondes avant de continuer votre maquillage.
• Posez l'anticerne et estompez-le bien.
• Appliquez la poudre libre avec une houppette sur tout le visage, paupières comprises. Prenez le temps de bien lisser la poudre pour que la peau soit parfaitement veloutée.
• Maquillez vos paupières ; donnez de la profondeur à votre regard en tirant un trait de crayon ou d'eye-liner au ras des cils supérieurs et inférieurs.
• Brossez vos cils supérieurs et inférieurs avec du mascara, en les étirant vers le haut tout en les dirigeant vers l'extérieur pour bien ouvrir votre regard.
• Éclaircissez votre regard et l'ensemble de votre visage en posant du fard très clair sous vos sourcils.
• Brossez vos sourcils, sans omettre d'humidifier d'abord votre brosse pour plus de netteté.
• Modelez votre visage avec une poudre compacte plus foncée que votre carnation naturelle.
• Donnez-vous bonne mine avec du blush. Posez-le haut sur les pommettes, en remontant légèrement sur vos tempes pour remonter les traits.
• Redessinez le contour de vos lèvres avec un crayon bien taillé.
• Posez votre rouge à lèvres avec un pinceau et ajoutez un peu de brillant au centre des lèvres.

Mon conseil : *je pose toujours le produit tenseur après avoir massé le visage avec une crème, parce que j'ai constaté qu'une peau déjà détendue par le massage est beaucoup plus réceptive au produit, de ce fait, le résultat est bien supérieur.*

MON CONSEIL

Si vous aimez être assez apprêtée, voire sophistiquée, dans la journée comme le soir, établissez quand même une distinction entre le maquillage de jour et celui de la nuit : dans la journée, posez des fards d'intensité claire ou moyennement claire ; le soir, en revanche, préférez des tons plus soutenus et pensez à poser une touche de fard irisé au centre de vos paupières supérieures.

Que vous faut-il ?

Crème hydratante, crème, gel ou ampoule de produit tenseur, anticerne, fond de teint, poudre libre, fards à paupières, crayon eye-liner, mascara, fard modeleur en poudre compacte, fard à joues, crayon à lèvres, rouge à lèvres, brillant à lèvres, éponge à fond de teint, pinceau pour le fard à joues (et pour modeler le visage), houppette en coton, pinceau à lèvres.

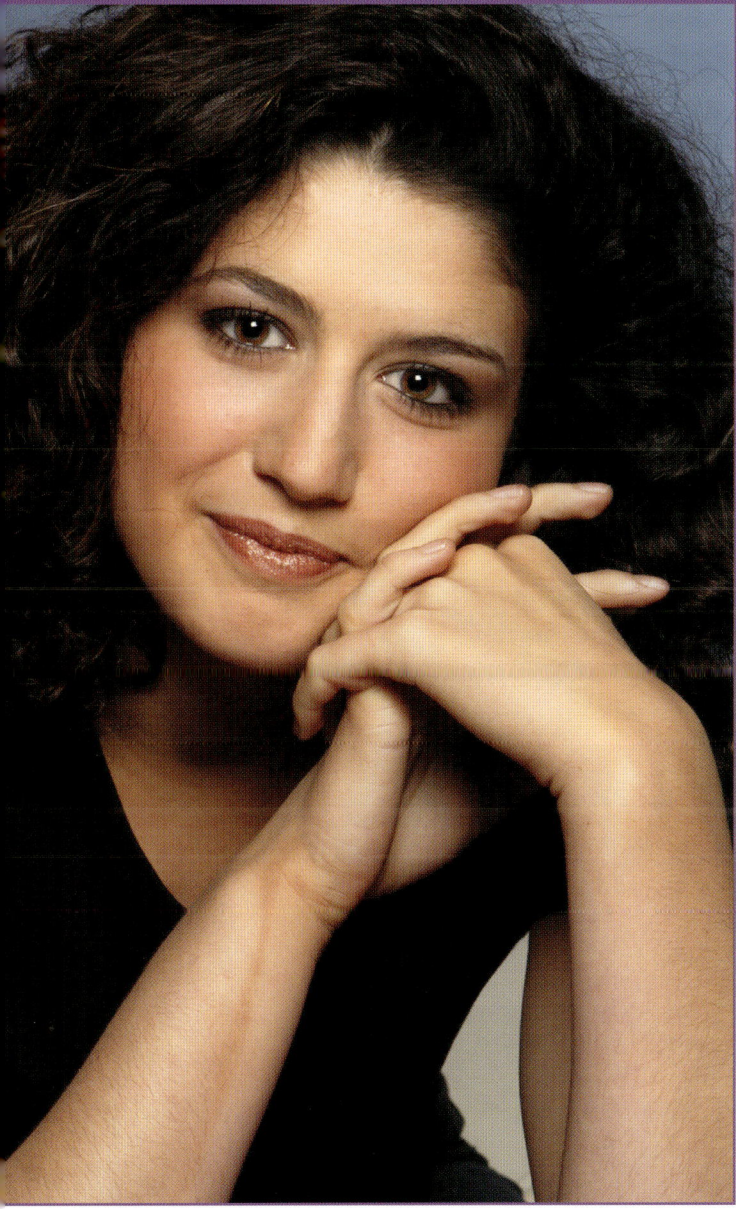

MAQUILLAGE DE JOUR ET MAQUILLAGE DE SOIRÉE

Dans la journée, sous la lumière naturelle – soleil ou temps nuageux – un maquillage « naturel » est plus joli, il passe mieux qu'un maquillage apprêté, parce que la lumière naturelle est plus crue : elle met en évidence les épaisseurs éventuelles de fond de teint ou de poudre, et marque plus les traits. La peau peut briller un peu, mais elle ne doit en aucun cas suinter. Il vaut mieux choisir des tons pastel ou, en tous cas, pas trop forts pour se maquiller les yeux, les joues et les lèvres, et il est préférable de ne pas abuser de la poudre qui risque de « plomber » votre teint. En revanche, le soir, sous les lumières artificielles, il est préférable d'éviter les brillances de la peau qui donnent un aspect négligé et de choisir des tons plus marqués que ceux utilisés dans la journée. Pourquoi ? Tout simplement parce que les lumières artificielles absorbent les couleurs. Ces dernières doivent donc être assez soutenues, sans être toutefois excessivement fortes.
D'ailleurs, vous le faites très certainement instinctivement puisque, quand vous vous préparez pour une soirée, vous vous maquillez plus, vous passez plus de temps à vous coiffer, et votre tenue vestimentaire est plus raffinée.

LES RETOUCHES

Si vous n'avez pas le temps de vous maquiller avant la soirée, vous pouvez toutefois procéder à quelques retouches de votre maquillage de la journée. Estompez au maximum le maquillage de la journée à l'aide d'un mouchoir en papier. Faites-vous une brumisation d'eau minérale ou de tonique pour rafraîchir l'épiderme, resserrer les pores et supprimer ainsi les restes de produits maquillants. Procédez alors au maquillage en 5 minutes (voir pages 86-87).
Si vous conservez les mêmes couleurs, vous pouvez ne pas vous démaquiller mais simplement rafraîchir votre peau et retoucher votre maquillage. C'est encore plus vite fait !

Appliquer techniques et conseils

Après avoir pris connaissance de tout ce que vous devez savoir sur les techniques de base du maquillage et les couleurs, choisissez celles qui vous plaisent et faites des tests.

• Prenez un crayon et soulignez rapidement vos yeux au-dessus et au-dessous. Cela vous plaît ? Cela vous va ? Vous voilà fixée sur un point.

• Posez un blush rosé très haut sur vos pommettes, puis sur toute la joue. Bon effet ? Posez un autre blush orangé aux mêmes endroits. Quelle couleur vous va le mieux, le rosé ou l'orangé ? Quel emplacement du blush vous sied le mieux ?

• Pour vos paupières, choisissez les couleurs que vous aimez et posez-les une par une. Reculez pour vous regarder de loin dans le miroir et jugez de l'effet produit. N'hésitez pas à essayer des couleurs pastel (bleu ciel, vert pâle, beige, marron clair, gris clair, mauve) et d'autres plus fortes (aubergine, violet, vert sapin, bleu pétrole...). Commencez par poser une couleur pas trop foncée sur vos paupières et étirez-la au maximum vers l'extrémité des sourcils en direction des tempes. Observez l'effet. Vous saurez ainsi jusqu'où vous pouvez étirer vos couleurs.

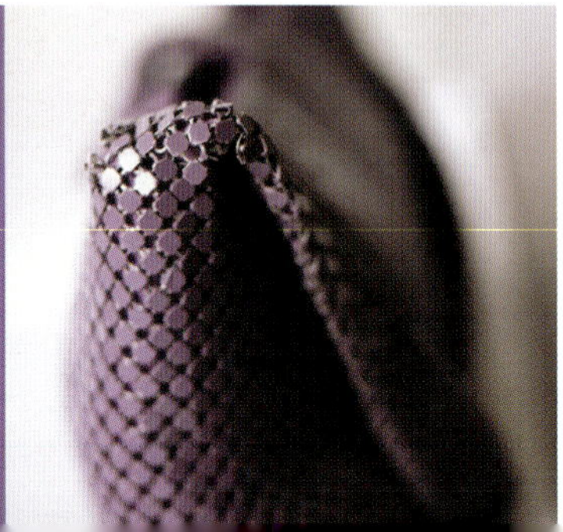

• Redessinez vos lèvres avec un crayon ton sur ton. Cela vous va sûrement, car c'est quasiment invisible, votre bouche est simplement structurée. Redessinez vos lèvres avec un crayon foncé, marron, par exemple, et jugez de l'effet.

• Posez un rouge rose bonbon ; n'est-ce pas trop fade ? Posez un rouge vermillon ; êtes-vous embellie ? Vos yeux brillent-ils avec cette couleur ? Essayez un marron chocolat ; n'avez-vous pas l'air triste ? Vos traits ne sont-ils pas durcis ? Votre bouche ne paraît-elle pas agressive ? Essayez également un bordeaux, un vieux rose, un orangé.

• Posez un peu de couleur le long de vos cils inférieurs. Est-ce que çela vous va ?

Maintenant que vous connaissez vos couleurs et leurs emplacements, vous allez pouvoir vous maquiller sereinement sans craindre de vous tromper.

QUE POUVEZ-VOUS ATTENDRE DE VOTRE MAQUILLAGE ?

Le maquillage peut avoir différents effets :

• unifier votre teint ;

• camoufler vos cernes ou vos poches sous les yeux ;

• remodeler votre visage (l'amincir, l'étoffer, estomper les maxillaires trop larges, effiler, rapetisser ou redresser votre nez, creuser vos joues...) ;

• agrandir vos yeux, les redresser, les allonger, les relever ;

• adoucir l'ensemble de vos traits (c'est surtout valable pour les visages aux traits anguleux ou trop maigres) ;

• rajeunir, donner bonne mine.

Rester nette toute la soirée

Pourquoi le maquillage du soir vire-t-il plus facilement et ne tient-il pas aussi bien que celui du jour ? Tout simplement parce que la journée a passé et que votre épiderme est fatigué. De ce fait, il est moins tendu, les pores se dilatent, la peau a perdu sa fraîcheur, son éclat, et, forcément, le maquillage tient moins bien.

Si vous avez le temps, démaquillez-vous complètement, réhydratez bien votre peau avec un peu de crème hydratante, rafraîchissez-la par une pulvérisation d'eau thermale et remaquillez-vous. Fixez le tout avec rapide pulvérisation d'eau thermale, en pensant à opérer de loin pour ne pas le faire couler votre maquillage !

En procédant ainsi, vous devez rester impeccable toute la soirée. Sauf, bien sûr, si vous buvez beaucoup d'alcool, ce qui vous ferait transpirer !

Mon conseil : vous avez peut-être entendu dire qu'il fallait passer rapidement un glaçon entouré d'une gaze sur le visage pour bien fixer un maquillage. Je vous déconseille ce genre de pratique, parce que si ce froid brutal resserre les pores et fait adhérer le maquillage, la peau se venge de ce traitement qu'elle n'apprécie pas en rougissant ; de plus si vous avez l'épiderme sensible, vous risquez d'avoir comme une sensation de brûlure.

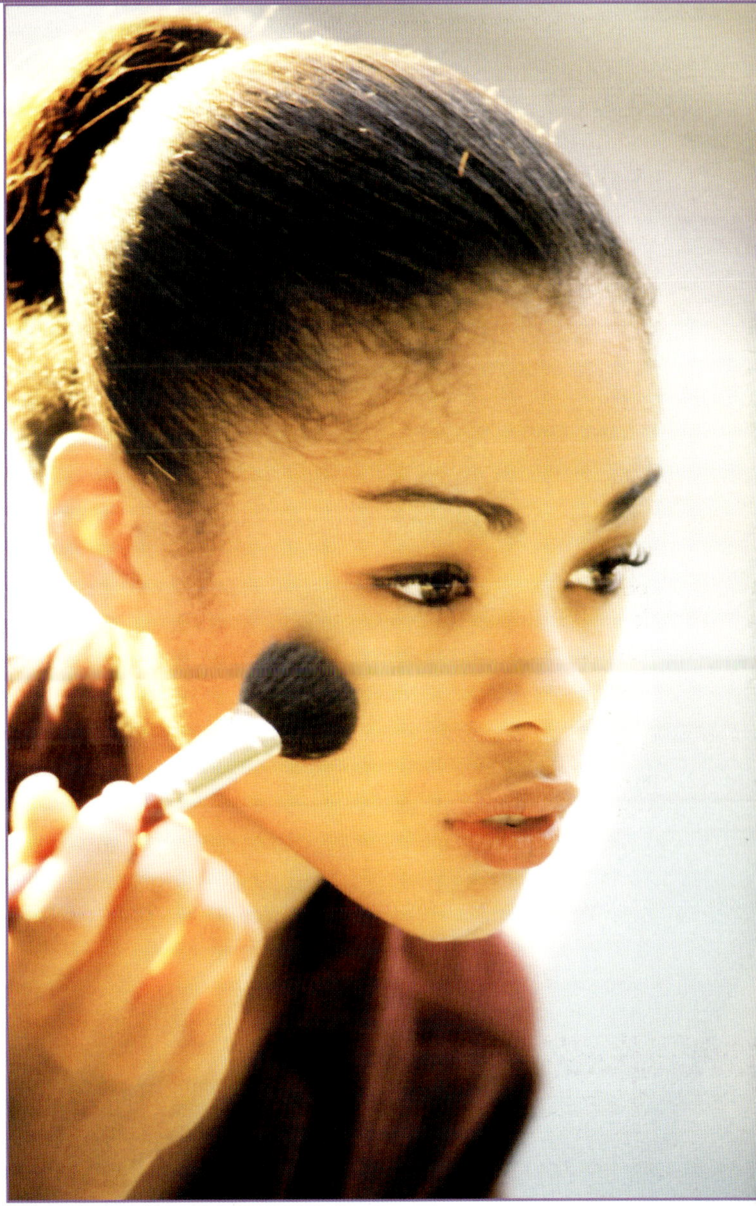

Le maquillage à non seulement un impact important sur notre physique, puisqu'il nous permet de transformer ou de sublimer à volonté notre visage, mais aussi sur notre psychisme, puisqu'il nous rend heureuse de notre nouvelle image, nous aidant ainsi à être plus sûres de nous. Voici néanmoins, les erreurs à ne pas commettre.

• Ne pas soigner sa peau
Pensez à entretenir chaque jour votre peau : nettoyer, tonifier, hydrater. N'oubliez jamais que ces trois étapes sont essentielles. Même si vous n'y passez pas beaucoup de temps, faites-le ! Vous ne le regretterez pas, car votre peau vous le rendra au centuple.

• Ne pas respecter l'étape de préparation de la peau avant le maquillage
Après avoir hydraté la peau, il est essentiel est de supprimer toute trace de gras avant d'y poser quoi que ce soit : fond de teint, anticerne...

• Aller trop vite dans la réalisation du maquillage
Respectez les étapes de pose des produits et n'allez pas trop vite : pour bien adhérer à la peau, chaque produit a besoin d'un petit temps de pose. Appliquez un produit, chauffez-le rapidement en passant légèrement sur la peau les extrémités de deux doigts, ou encore en posant à plat toute la main sur les grandes surfaces (front, joues, menton) et les doigts sur les petites (paupières).

• Choisir des produits inadaptés à son épiderme
Faites très attention au choix de vos produits. Ils doivent être adaptés à votre type de peau, qu'il s'agisse de produits de soin ou de maquillage.

• Mal choisir la couleur de son fond de teint
Choisissez de préférence un fond de teint ton sur ton, car il ne se verra pas ; d'autre part, il n'y aura pas de risque de démarcation entre le visage et le cou.

• Choisir des fards à paupières trop foncés ou trop clairs
Le choix des fards à paupières n'est pas toujours facile. Vous ne vous tromperez pas si vous les choisissez en rapport avec vos iris et la couleur de votre chevelure. En cherchant la couleur des fards, pensez également que, si vous portez telle couleur de vêtements, c'est que cette couleur vous sied : vous pouvez donc choisir des couleurs de fards proches de celles de vos vêtements.

• Ne pas poudrer ses paupières avant d'y déposer une couleur
En omettant de poudrer vos paupières, vous vous compliquez la vie : la couleur va tacher votre peau, son application sera irrégulière, et, très vite, elle migrera dans les plis des paupières.

• Choisir une poudre libre ou compacte de mauvaise qualité
Une bonne poudre libre doit accrocher au doigt sans toutefois le fariner. Si elle est farineuse, vous pouvez être certaine qu'elle va vous transformer en Pierrot. Il en va de même pour la poudre compacte, d'autant que, par définition, elle est déjà plus épaisse que la poudre libre. De ce fait, elle sera forcément moins transparente et accrochera un peu plus au doigt.
Faites le test suivant : mettez un peu de poudre sur le bout d'un doigt, frottez très légèrement ce dernier sur un autre doigt et voyez si votre peau reste transparente ou si elle est complètement occultée par la poudre. Dans ce cas, la poudre est de mauvaise qualité, choisissez-en une autre !

• Poser un fard à joues d'une mauvaise couleur
Un fard à joues sert à souligner les pommettes ou à donner bonne mine. Il ne doit donc être ni trop foncé (il risquerait de tacher les pommettes) ni trop clair (il ne servirait à rien). Cherchez une couleur intermédiaire, qui soit présente, mais pas trop.

• Redessiner le contour de ses lèvres avec un crayon très foncé (noir, marron ou violet foncé)
Vous allez à coup sûr durcir votre visage. Cela peut même vous donner un air méchant, rébarbatif, voire vulgaire !

• Choisir un rouge à lèvres marron foncé ou violet foncé
Non seulement il ne mettra pas votre bouche en valeur, mais en plus il vous donnera une mine de papier mâché !

• Trop maquiller de petits yeux
Les petits yeux ont également de petites paupières. Ne les surchargez donc pas de couleurs, car ils paraîtraient encore plus petits. Leur maquillage doit être simple et léger.

• Trop maquiller les yeux
En règle générale, ne vous maquillez pas trop les yeux, car ils se trouveraient alourdis au lieu d'être mis en valeur. Trop de fards sur les paupières, un trait de crayon trop foncé et trop large, ou encore trop de mascara nuisent complètement à l'éclat du regard. Ils le neutralisent.

• Trop cerner les yeux avec du noir
Cerner les yeux avec du noir ne convient pas à tout le monde, car cela peut accentuer des défauts tels que les cernes, les poches sous les yeux ou les sillons naso-géniens. Cette opération peut également vieillir le regard, l'assombrir, en particulier si vous avez une chevelure noire ! Si le noir est beau à l'écran ou sur les mannequins des magazines féminins, il peut être dur au quotidien. Il faut donc savoir doser son intensité.

• Engluer ses cils avec du mascara
Il est vrai qu'une touche de mascara est le point d'orgue du maquillage des yeux. Sans lui, le regard paraît flou. Mettre trop de mascara, en revanche, peut durcir un regard, lui enlever de la mobilité ou encore le faire paraître vulgaire. Les cils doivent être maquillés sans excès pour ne pas se coller les uns aux autres, mais suffisamment pour intensifier le regard.

• Trop maquiller la bouche
En durcissant l'expression de la bouche, on modifie l'expression de tout le visage. Pour éviter ce problème, posez une première couche de rouge et pincez vos lèvres sur un mouchoir en papier, puis reposez une fine couche pour redonner de la luminosité à la couleur.

• Poser du fard très irisé sur des paupières plissées
Cela ne fait que renforcer les rides.

• Poser un fard clair ou trop brillant sur les paupières d'yeux saillants
Cela augmente leur proéminence.

• Mettre du rouge à lèvres nacré sur des lèvres gercées, desséchées
Cela met en évidence rides et craquelures !

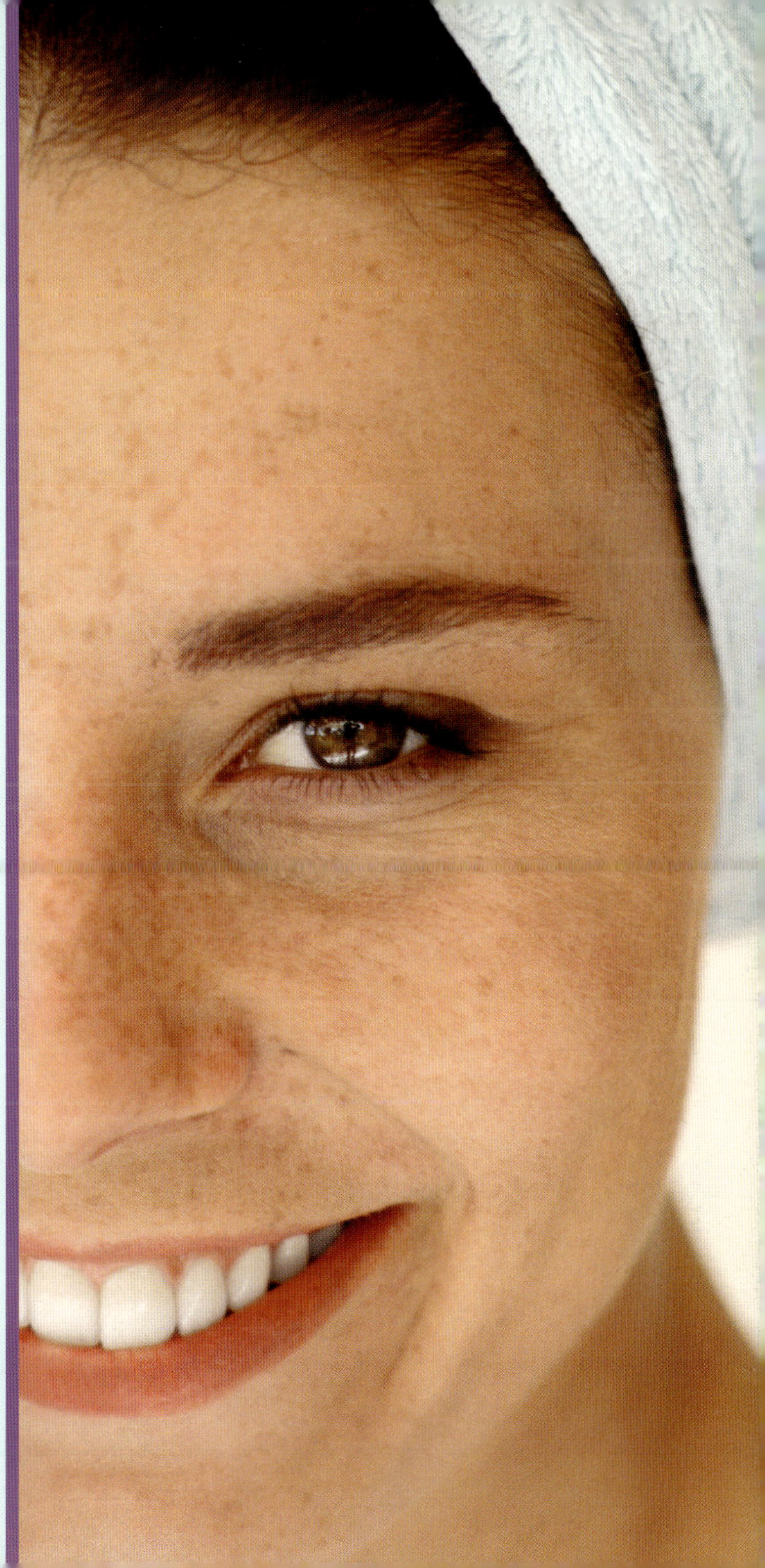

DU MÊME AUTEUR :

Le *Maquillage : cinéma, télévision, théâtre* - Éditions H. Dujarric
Plus jeune par le maquillage - Éditions Solar

REMERCIEMENTS :

À Danièle Scialom, mon amie de longue date
pour ses encouragements amicaux.

À Corinne Césano, mon éditrice, pour son soutien
et ses pertinentes suggestions et propositions de montage du livre.

À Dominique Raynal, pour sa confiance éditoriale.

À Camille Humbert, qui a si gentiment accepté
de jouer au mannequin pour mes maquillages « top chrono ».

À Béatrice Detourbay qui m'a prêté son regard.

À Charlotte Duvaldestin qui a su photographier avec subtilité la pose de l'eye-liner

Au photographe Michel Bussy, qui a su photographier
avec talent mes maquillages « top chrono ».

Crédits photographiques

Photos couverture : *Pierre Bourrier / PhotoAlto (gauche), Michèle Constantini / PhotoAlto (milieu, haut et bas), EyeWire Images (droite).*

Photos Michèle Constantini / PhotoAlto : *pages : 1 (milieu), 8, 11, 15, 16, 17 (bas), 18, 26, 30, 46, 48, 59 (gauche), 62, 69, 70, 71, 82, 92.*

Photos EyeWire Images : *pages : 1 (droite), 10, 19, 23, 24, 25, 31, 35 (gauche), 37, 55, 72, 79, 80, 81, 93.*

Photos Pierre Bourrier / PhotoAlto : *pages : 1 (gauche), 13, 14, 17 (haut), 22, 27, 44, 45, 47, 50, 51, 56, 59 (droite), 63, 67, 78, 83 (droite), 95.*

Photos Charlotte Duvaldestin : *page 65.*

Photos Club Scorpius : *pages 5, 35 (droite), 66, 83 (gauche).*

Photo auteur DR : *page 3.*

Photos Michel Bussy : *pages : 9, 86, 89, 91, 93.*

Directrice éditoriale : Corinne Césano
Secrétariat d'édition : Chloé Chauveau, Martine Bresson-Rosenmann et Clélia Bus
Illustratrice : Claudine Parra
Réalisation : Graph'm